原水文化

醫道

俠骨柔情

慈濟骨科的愛與傳承

主述 陳英和、于載九、簡瑞騰等
撰文 凃心怡

2
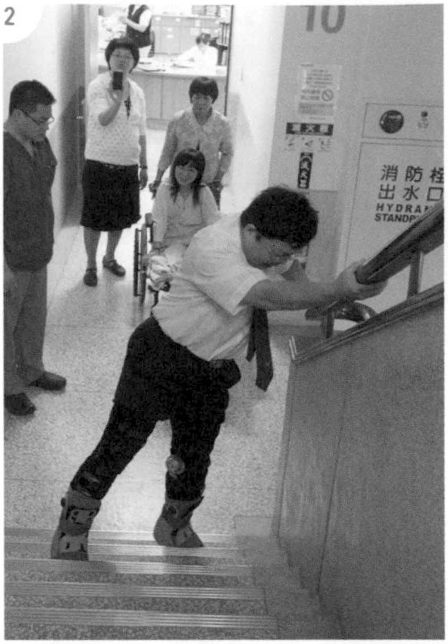

1
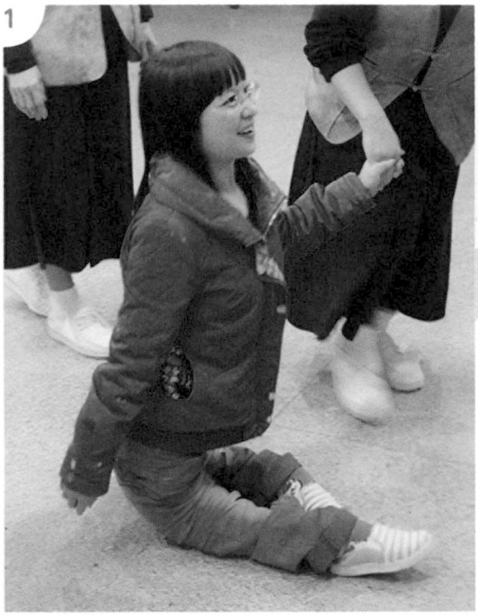

3
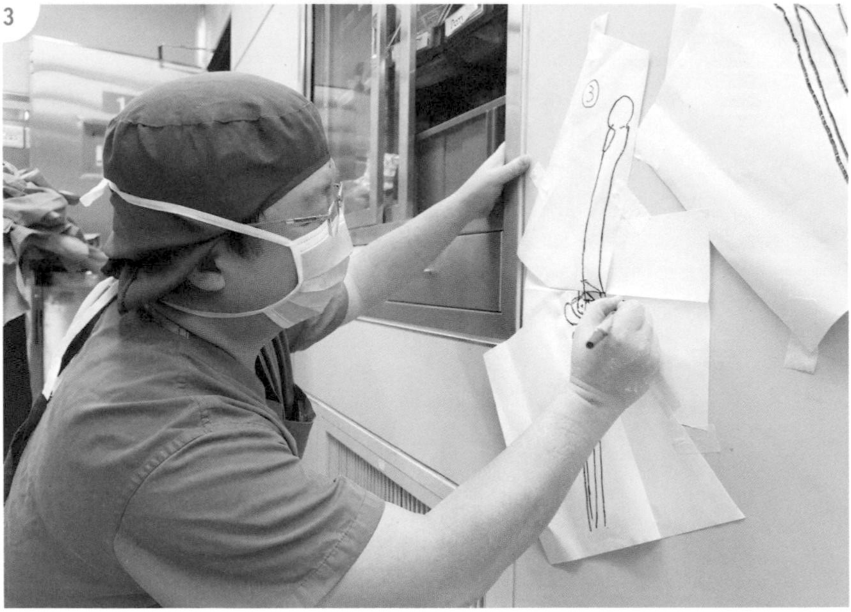

（圖 1）2014 年罹患「極重度先天性膝反曲」的廈門女孩團治，其身體到膝蓋與小腿成 L 型，此病全世界醫學文獻僅兩例，且她還兼併有續發性的踝關節馬蹄足變形，是難症中的難症。

（圖 2）團治的治療相當不易，術前**陳英和醫師**穿上下肢護具以暫時固定雙膝雙踝關節示範給團治看，也感受一下之後團治的行動與感覺。

（圖 3）**陳英和**以傳統的「剪紙」模擬切骨，即使已經進到手術房，在畫刀前仍再三確認所計算的度數是否可行。

4

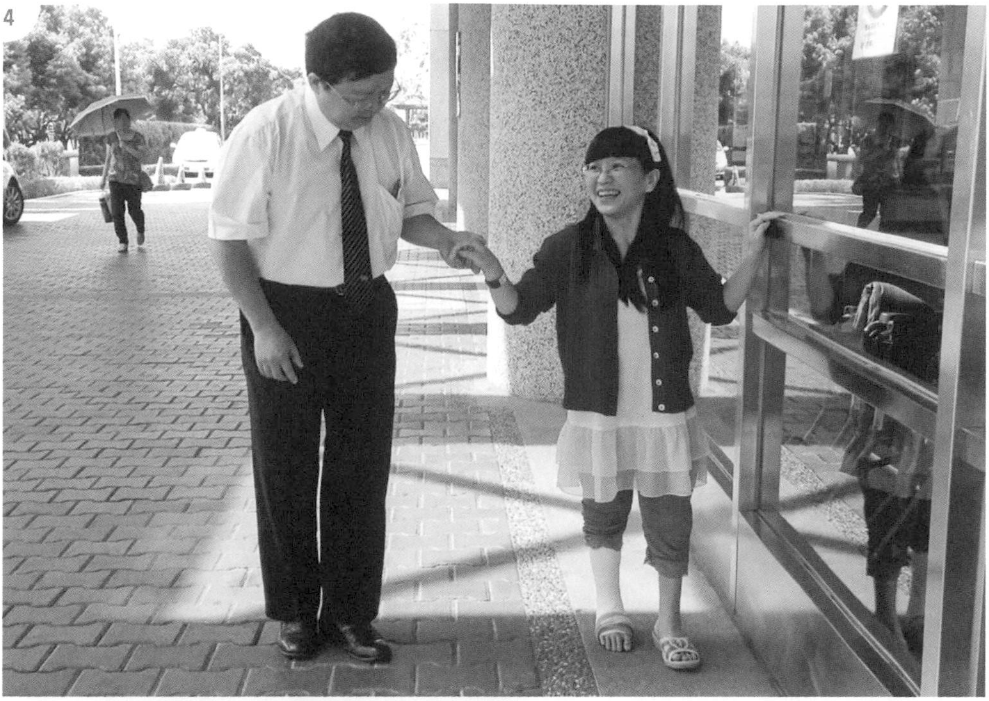

5

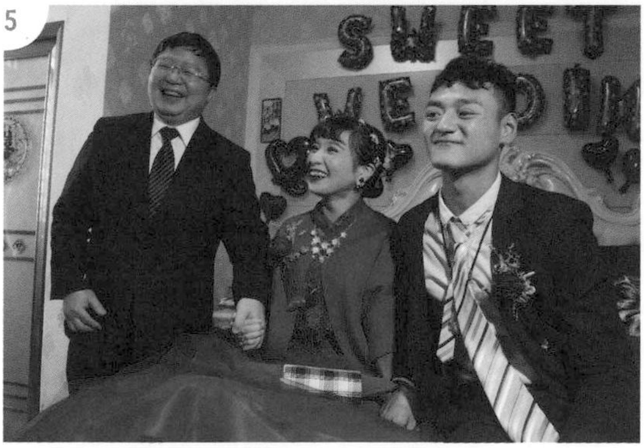

（圖 4）**陳英和醫師**成功完成困難手術、陪著團治復健（圖 2），讓她終於實現行走的夢想。

（圖 5）終於能行走的團治，爾後也遇到願相守一生的伴侶。2018 年，陳醫師前往廈門參加她的婚禮，送上慈濟的祝福。如今，團治與丈夫歡喜地照顧兒子成長（圖 6）為 2022 年全家福。

圖／慈濟基金會、花蓮慈院提供

6

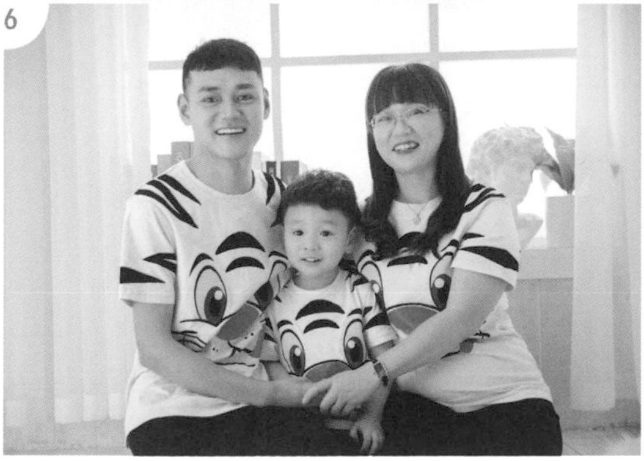

7

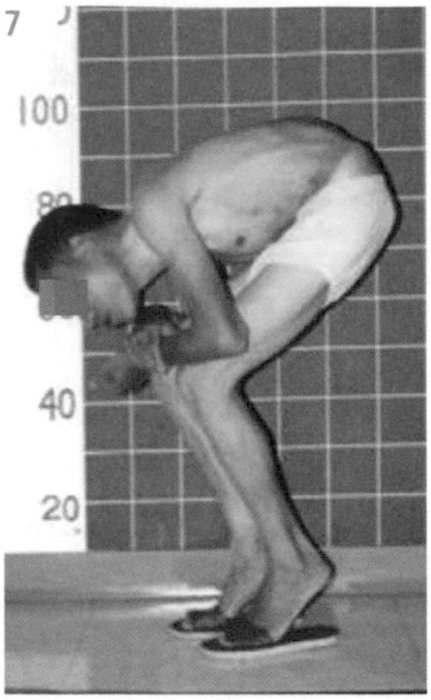

8

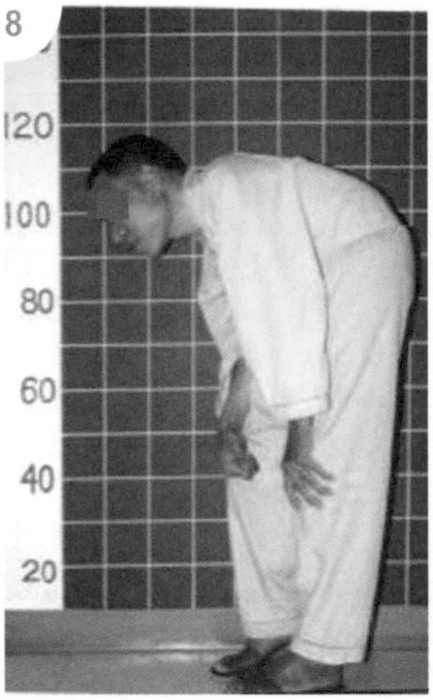

9

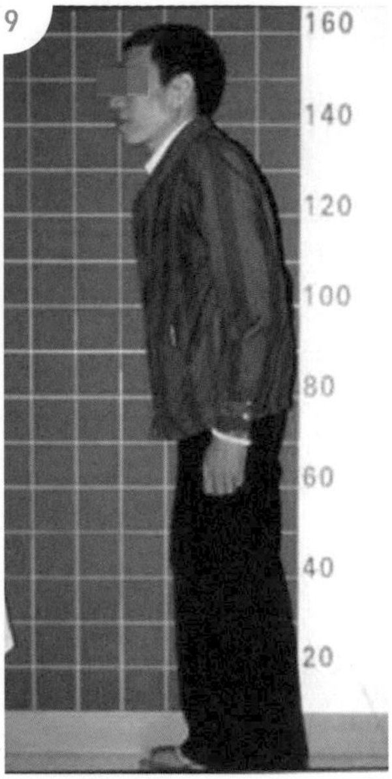

（圖 7）1995 年，近乎一百八十度折疊，阿銀以胸腹貼合大小腿的模樣走入診間時，令對僵直性脊椎炎治療已有豐富手術經驗的**陳英和**仍不禁苦嘆治療之難。經過髖關節術（圖 8）及脊椎切骨矯正術（圖 9）後，阿銀的療程終於宣告完成。圖／陳英和提供

10

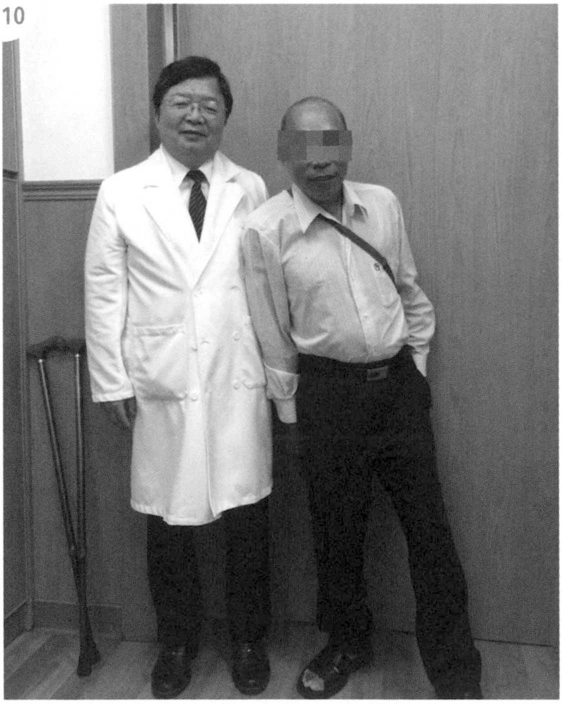

（圖 10）手術後，阿銀定期回診，此乃 2019 年，相隔二十四年後與**陳英和醫師**之合影，脊椎狀況依舊維持良好。圖／花蓮慈院提供

11

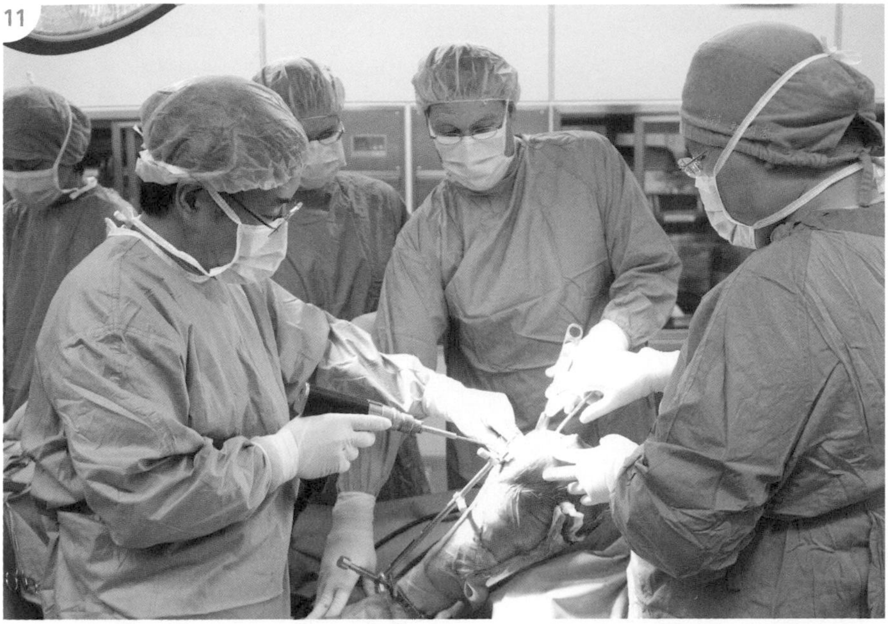

12

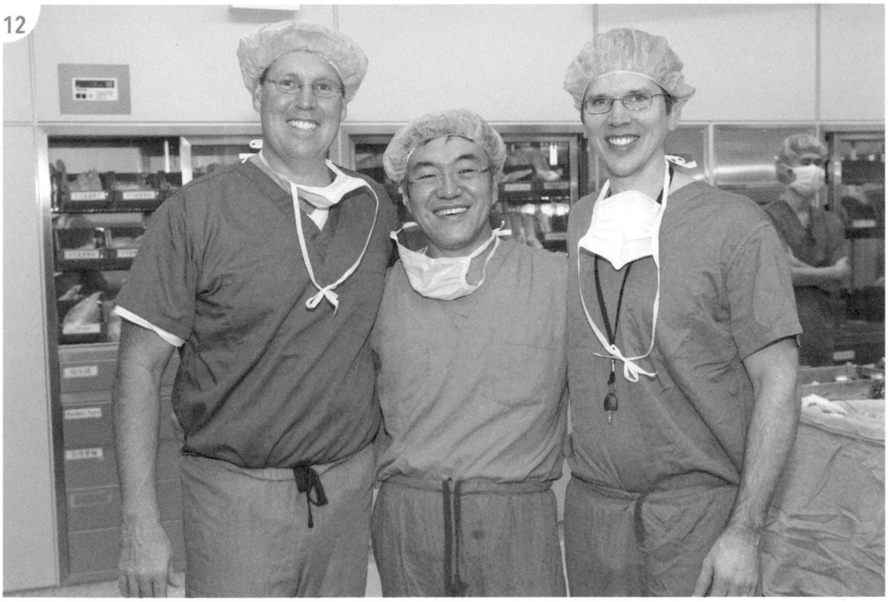

于載九醫師早年便研發膝關節功能性重建，他的術式讓病人在術後不僅能正常行走，甚至能跑、能蹲、能跳，即使過了好些年，也不再因為磨損而重回診間。在他發表與廠商、國內骨科界共同研發的人工關節系統之後，海外骨科醫師慕名而來，從中、韓、日、美、英、印尼……等地的骨科醫師來臺取經。圖 11 、圖 12 為 2011 年，**于載九醫師**（中）進行人工關節手術示範，來自美國維吉尼亞州的骨科醫師 John William 和 Thomas John Raley 觀摩並合影。

圖／花蓮慈院提供

13

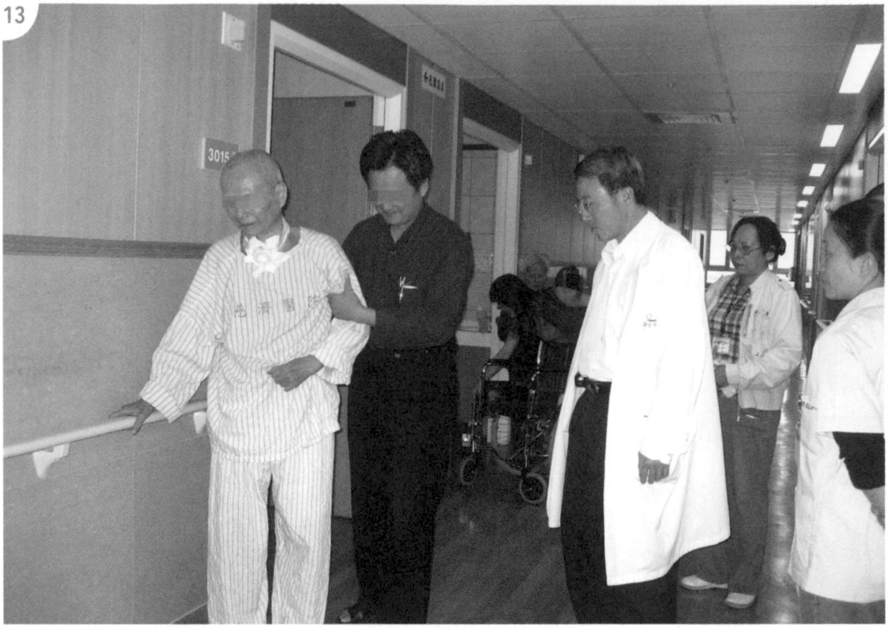

（圖 13）**許世祥醫師**為骨科界傷口護理引進新技術，圖為 2007 年**許醫師**巡房探視、鼓勵病人。圖／花蓮慈院提供

15

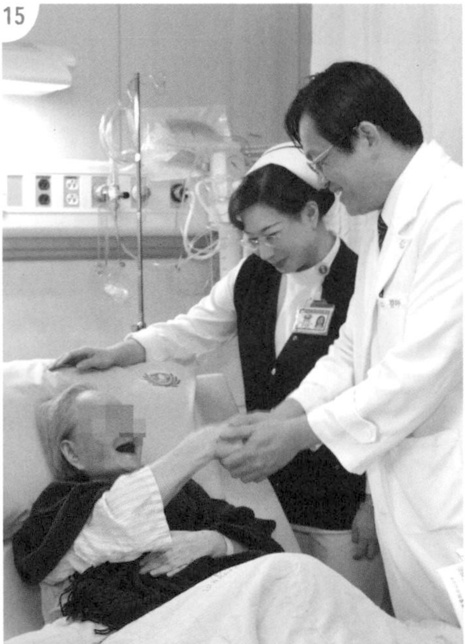

14

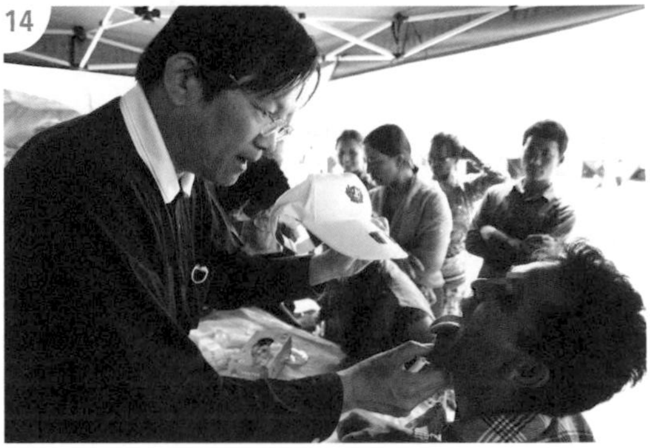

（圖 14）2015 年尼泊爾強震，時任台北慈院骨科主任的**黃盟仁醫師**遠赴災區，利用慈濟太陽能 LED 帽的亮光為災民看診。

（圖 15）台北慈濟醫院裡，陳阿嬤見到**黃盟仁醫師**來巡房，開心的與他握手道謝。

圖／慈濟基金會、台北慈院提供

16

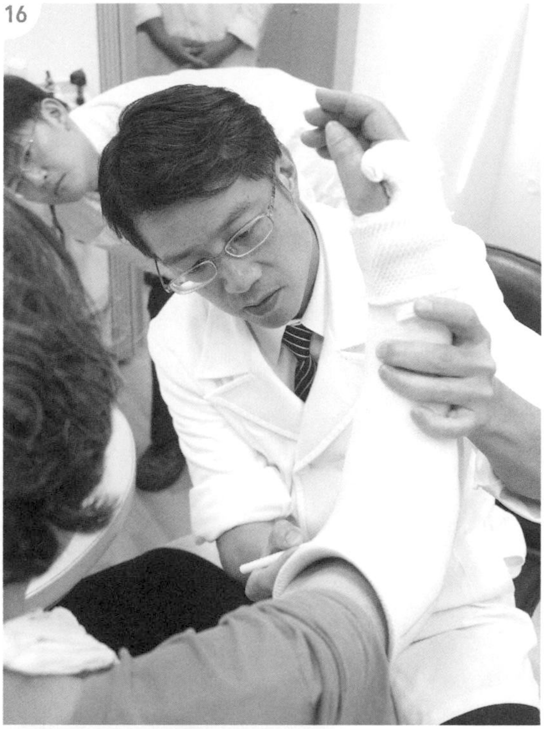

關山慈濟醫院**潘永謙院長**，也是手術精湛的骨科醫師，默默守護偏鄉超過二十餘載，2014 年獲頒醫療奉獻獎。儘管擔任院長多年，他一樣輪值急診，也曾在緊急事故時，連續開四台刀、三十六小時未闔眼，把嚴重傷者一一救治、免去截肢命運。不論在醫院內看診（圖 16）或居家往診（圖 17），他總是細心問診醫治。

圖／關山慈院、慈濟基金會提供

17

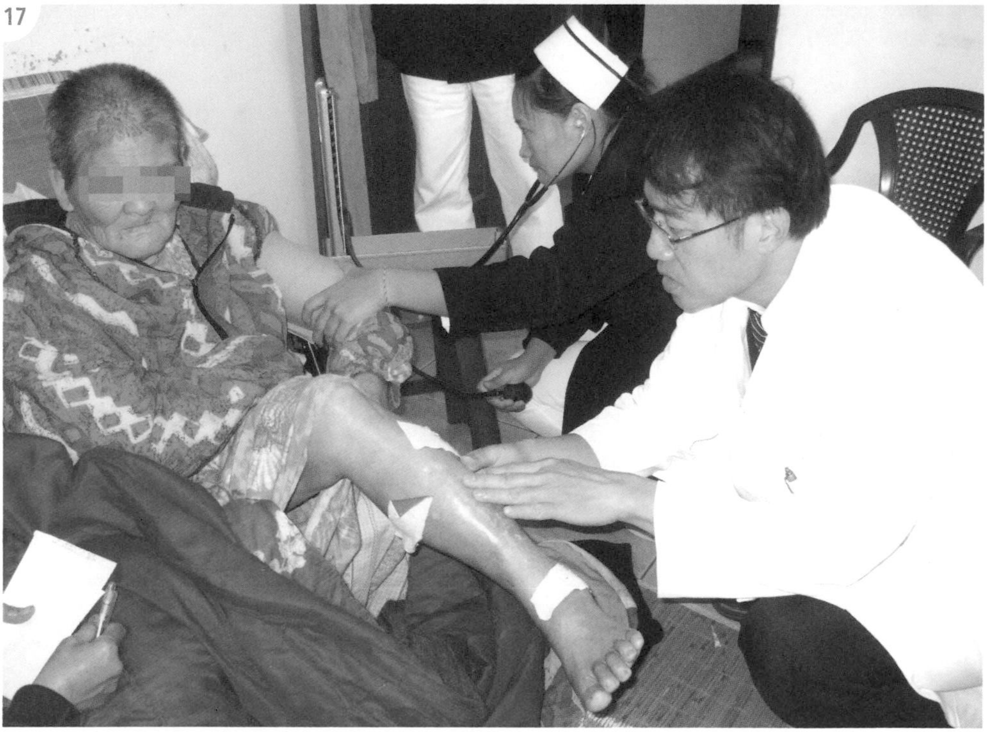

18

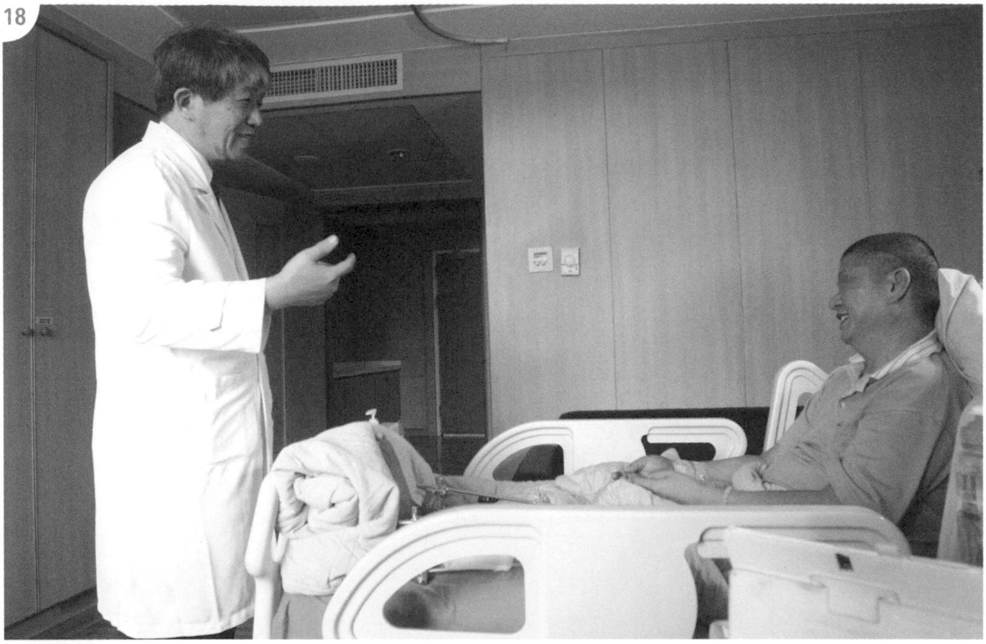

19

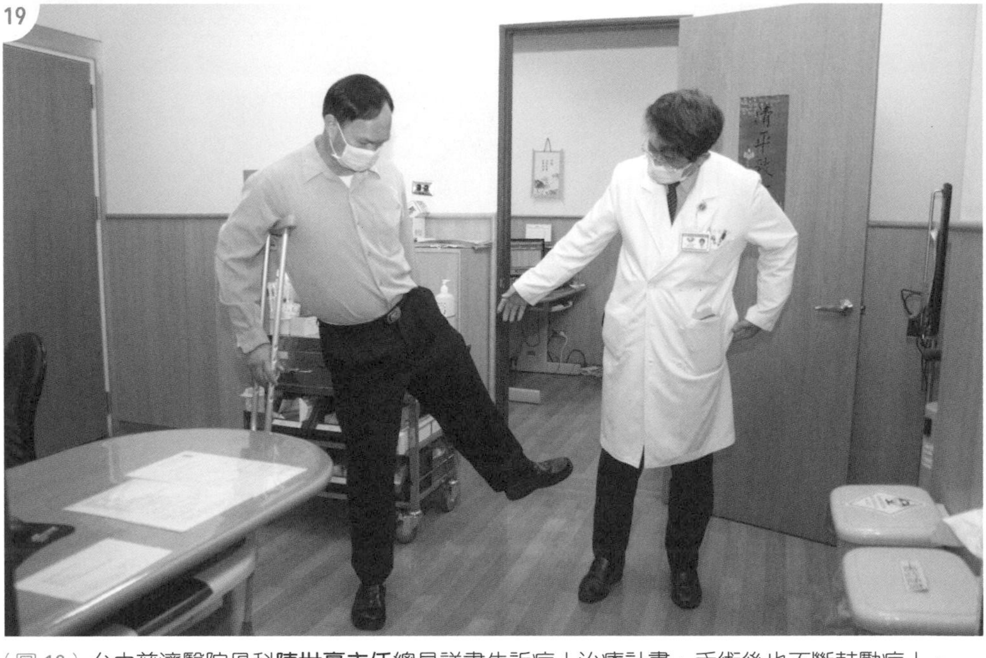

（圖 18）台中慈濟醫院骨科**陳世豪主任**總是詳盡告訴病人治療計畫、手術後也不斷鼓勵病人。

（圖 19）鄭先生因十餘年前車禍導致左腿髖關節骨折，置換人工關節，三年前再次置換時，反覆引發骨髓炎，醫師宣布得截肢；但經**陳世豪醫師**持續清創，再三確認沒有感染後重建髖關節，終於能行走自如。

圖／台中慈院提供

20

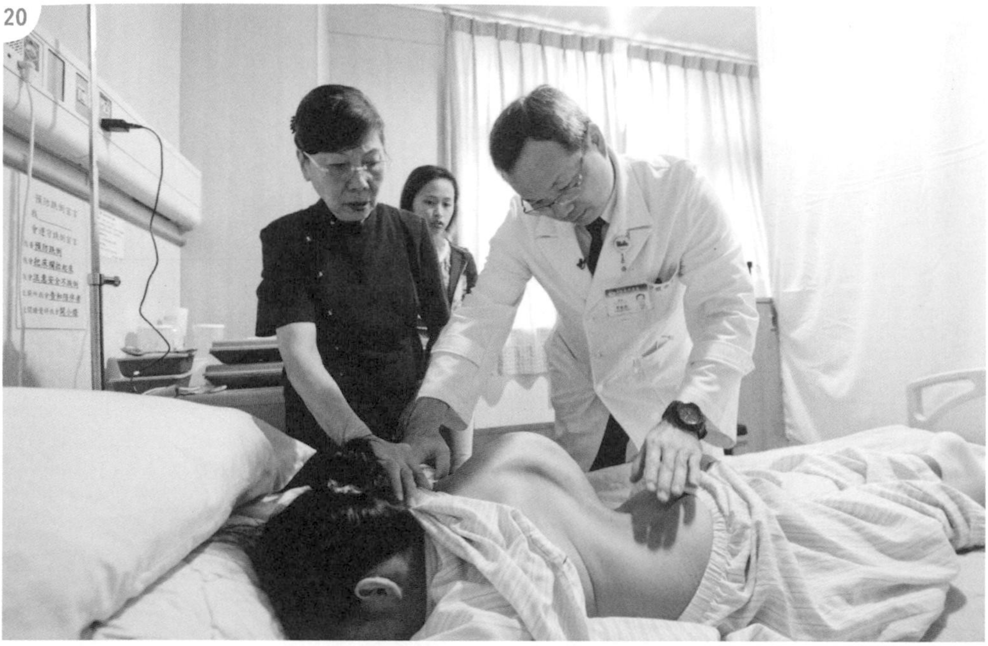

21

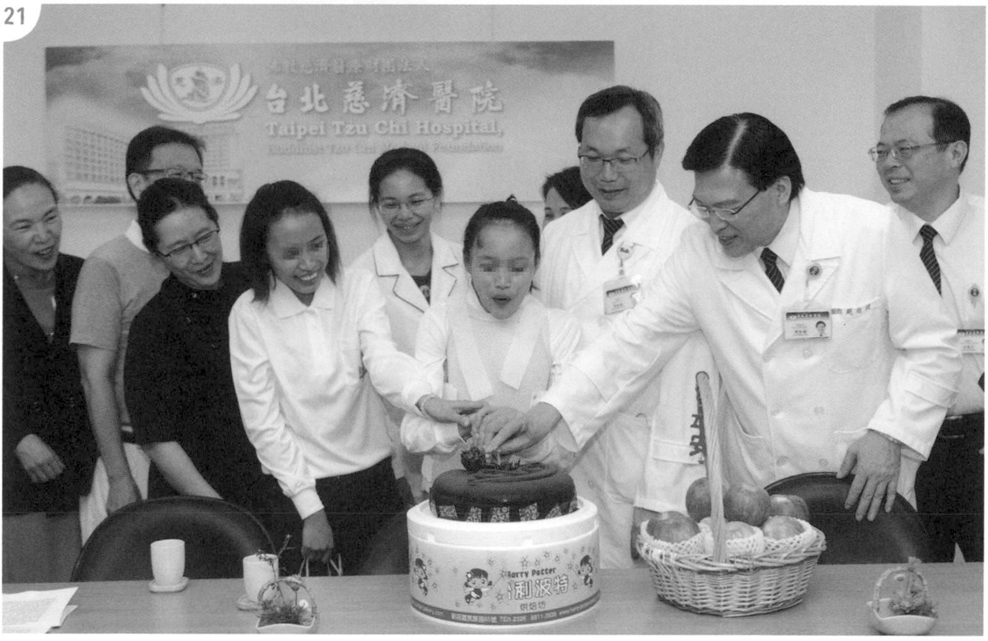

（圖 20）2017 年，台北慈濟醫院**曾效祖醫師**（右一）與團隊為來自菲律賓保和島的瑞珍進行檢查及後續手術治療，她因為 140 度的嚴重複雜性脊椎側彎，導致身形瘦弱矮小。手術後，脊椎順利拉直並增高 15 公分。

（圖 21）出院前，醫療團隊為她切蛋糕慶祝重生、一籃蘋果祝福她平安健康。右二為台北慈濟醫院院長趙有誠，右三為**曾效祖醫師**。

圖／台北慈院提供

22

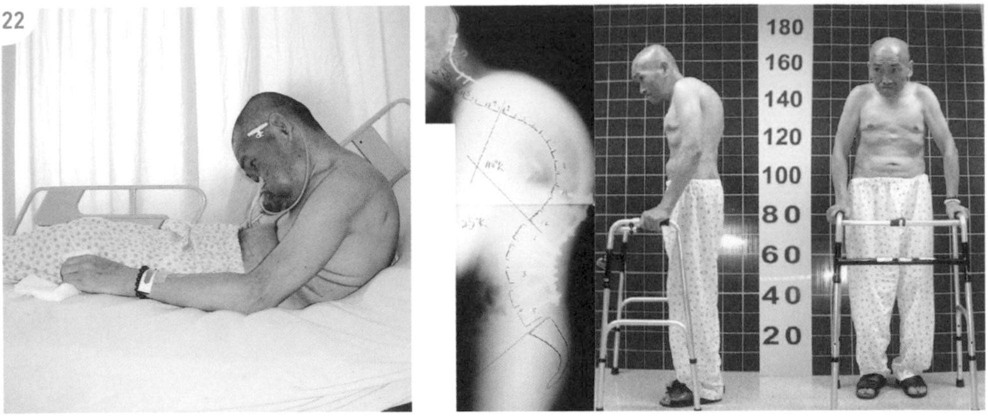

（圖 22）2001 年，飽受僵直性脊椎炎折磨三十年的阿吉伯送進大林慈院急診時，不僅身體嚴重變形且有生命危險，經過**簡瑞騰**第一階段治療，他已能睜開明亮雙眼、舌頭縮回且能開口說話了，在簡院長一次次的手術治療下，阿吉伯終於頭能抬正、也能行走，如獲新生。

23

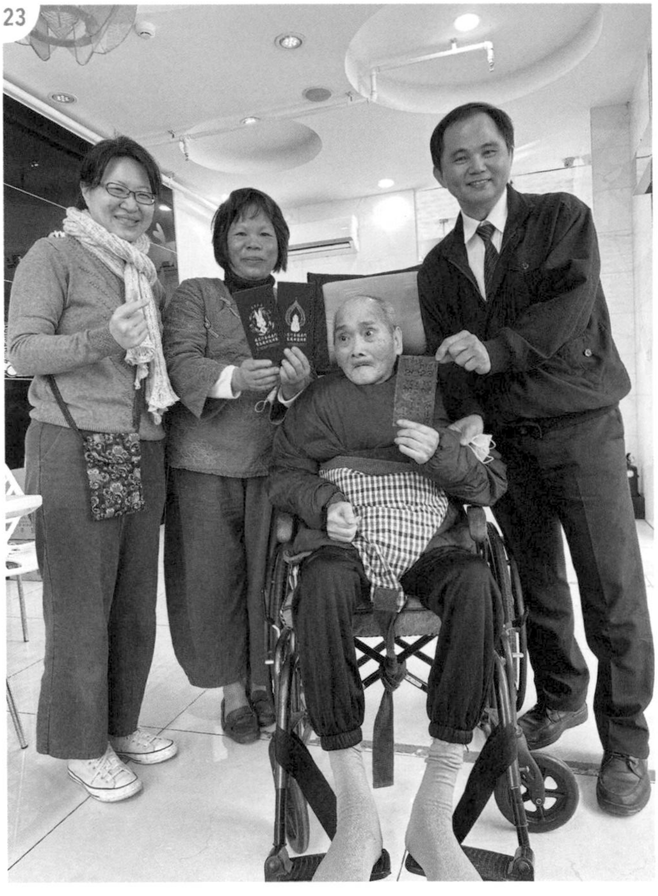

（圖 23）這份醫病情長達 20 餘年，**簡瑞騰**幾乎年年探訪阿吉伯，圖為 2023 年過年後，**簡醫師**送上祝福紅包。

圖／大林慈院、簡瑞騰提供

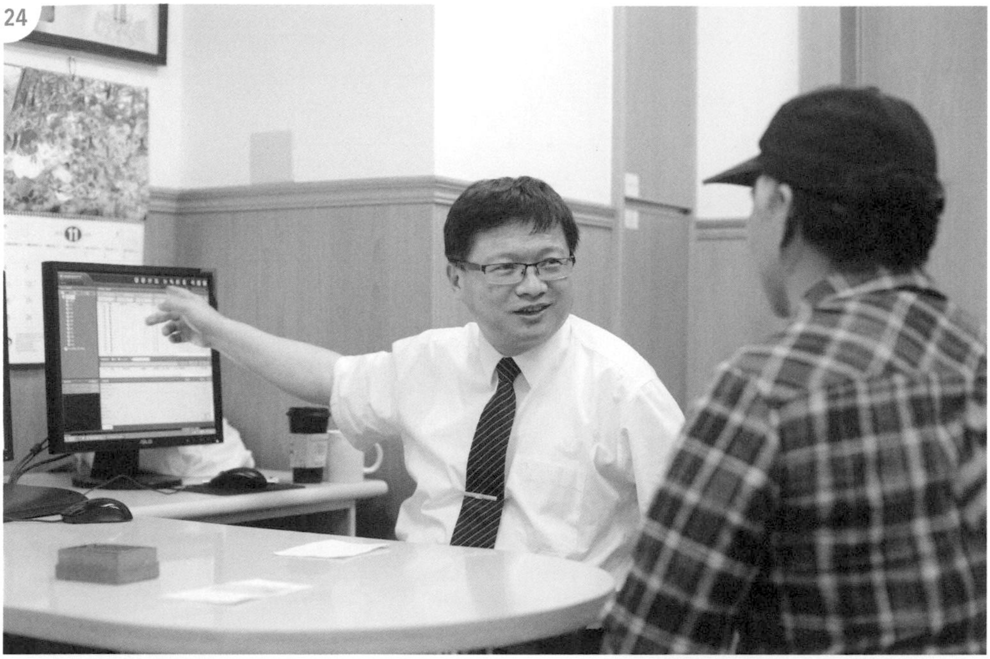

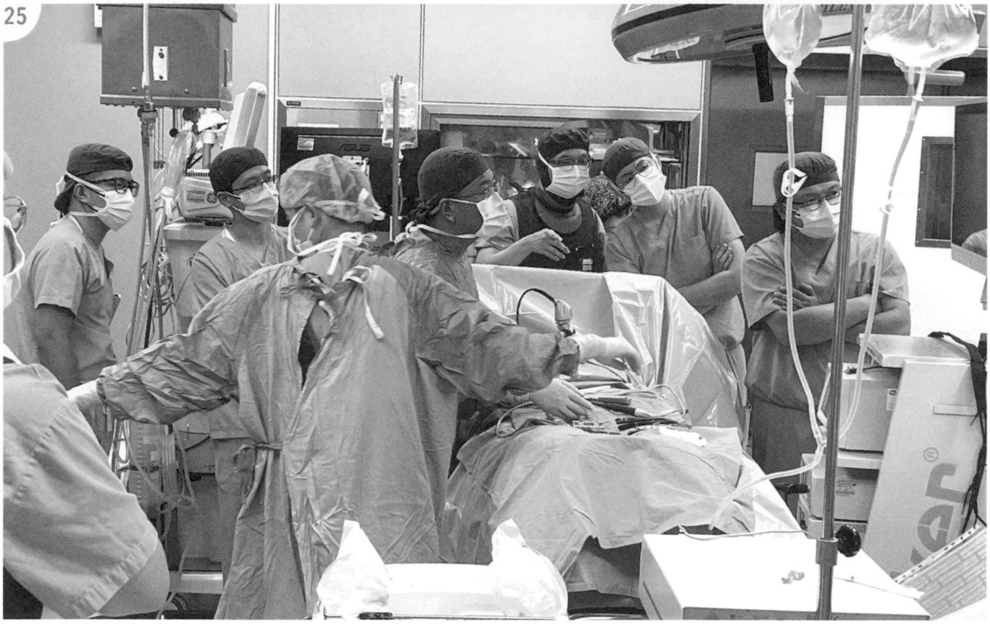

（圖 24）花蓮慈濟醫院骨科部主任**吳文田**總是耐心的向病人解釋病情與治療計畫。圖／花蓮慈院提供

（圖 25）為了讓學生有不同的學習機會，**吳文田醫師**特地帶領花蓮慈濟醫院住院醫師，南下到大林慈濟醫院手術房，觀摩**楊昌蓁醫師**的腰椎內視鏡手術。

圖／大林慈院提供

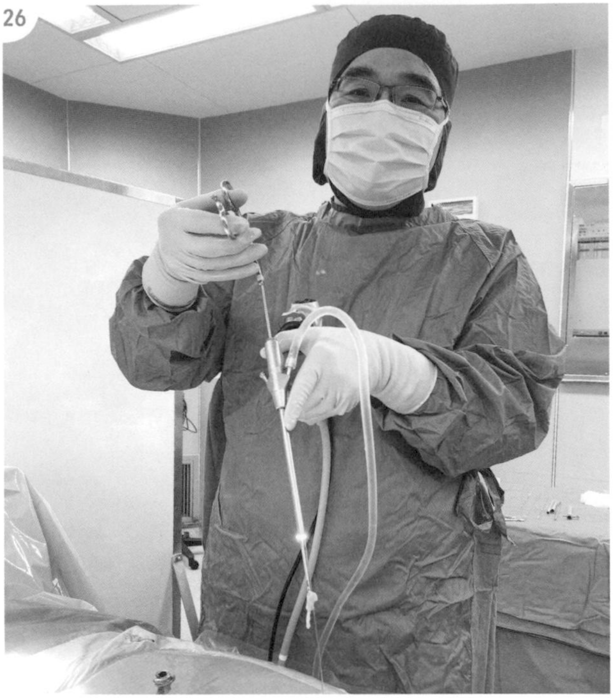

（圖 26）**劉耿彰醫師**致力於脊椎微創內視鏡手術多年，至今早已超過千例手術案例。

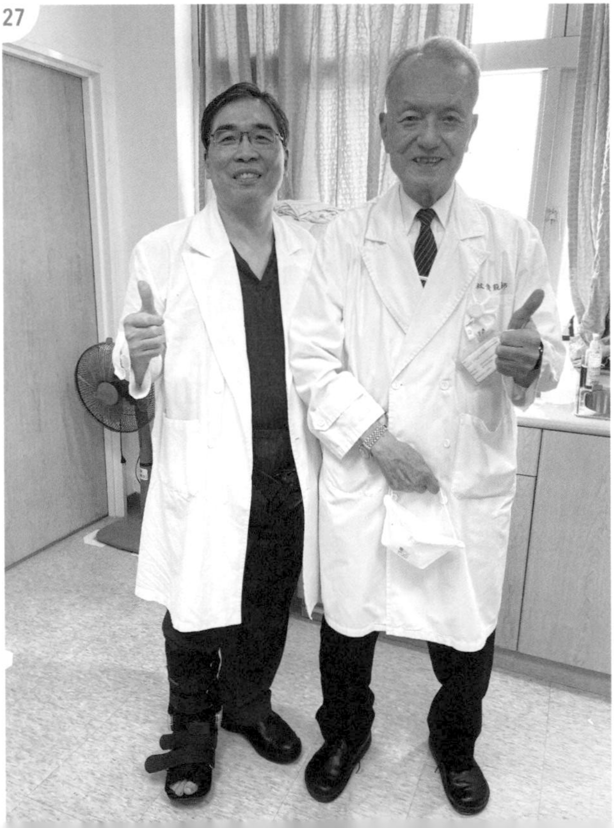

（圖 27）**劉耿彰**為慈濟醫療法人執行長林俊龍施行脊椎微創內視鏡手術，術後恢復良好，心臟內科權威的林執行長也重回診間繼續為病人看診。

圖／大林慈院、劉耿彰提供

28

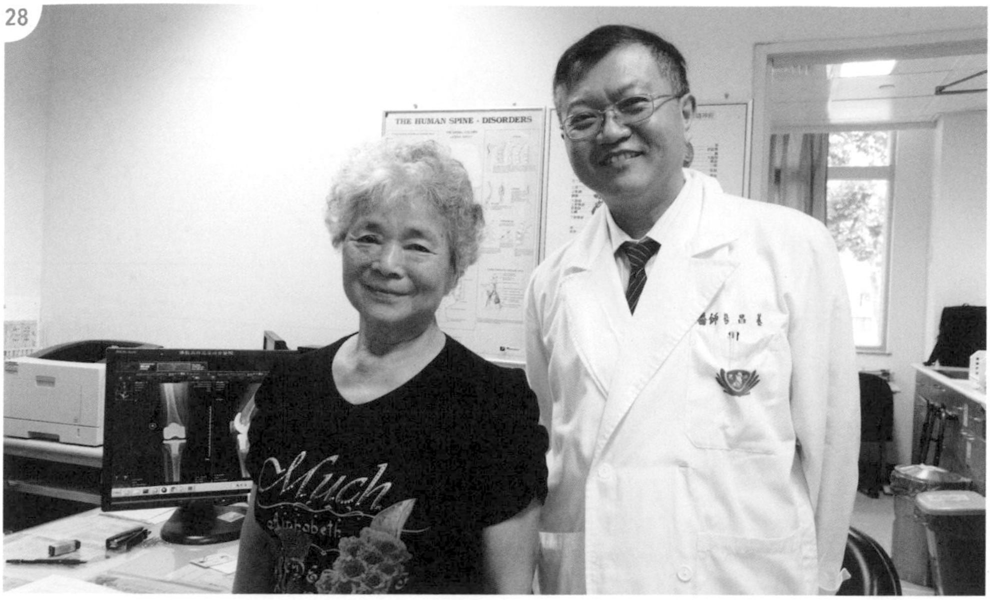

（圖 28）大林慈濟醫院**楊昌蓁醫師**（右）不捨自己的阿嬤在開完膝關節置換手術後疼痛難耐，積極研發以微創手術加「止痛雞尾酒療法」，2018 年，他成功為 76 歲劉阿嬤（左）完成人工膝關節置換，也避免傳統手術帶來的術後疼痛與復健困難。

29

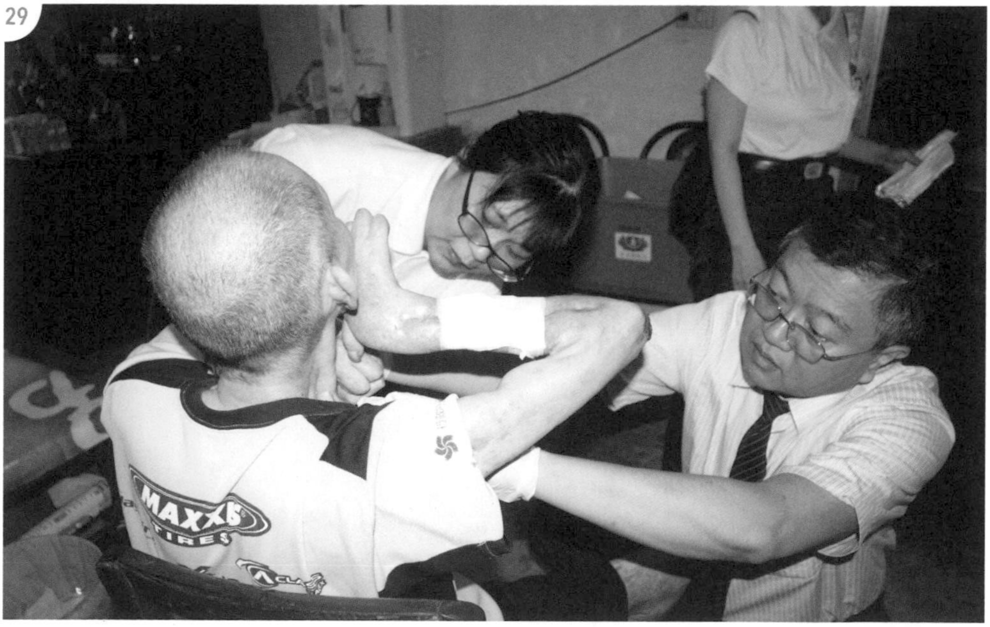

（圖 29）2017 年，**楊昌蓁醫師**（右）參與慈濟人醫會居家往診，為一位老伯清理傷口並換藥。

圖／大林慈院、慈濟基金會提供

30

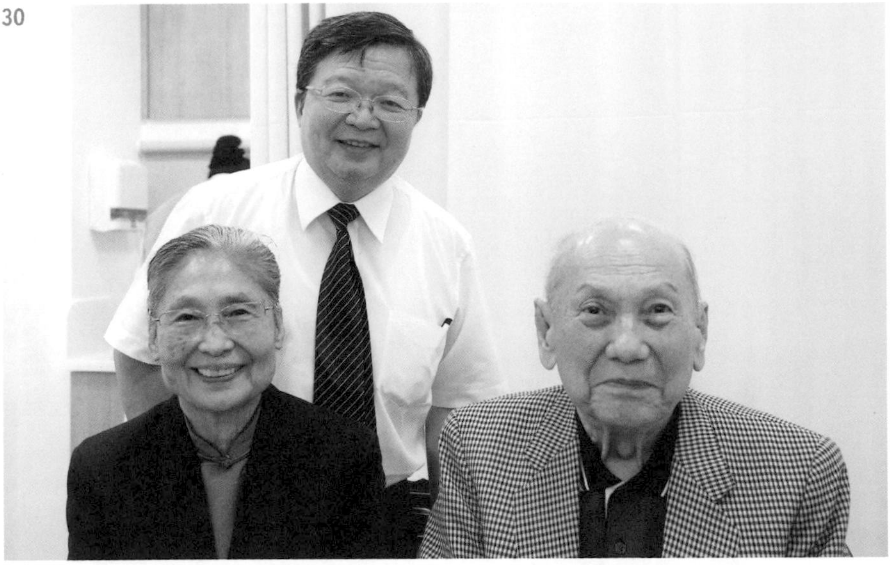

（圖 30）花蓮慈濟醫院啟業之初，臺大醫院教授級醫師包括連文彬、陳楷模、劉堂桂等，都來開設特別門診或指導臨床教學。**陳英和**（中）的恩師**劉堂桂**（右一），他最常說的「Orthodox」，以正統奉行醫道，讓陳英和至今奉為圭臬。左為慈濟林碧玉副總執行長。圖／慈濟醫療法人提供

31

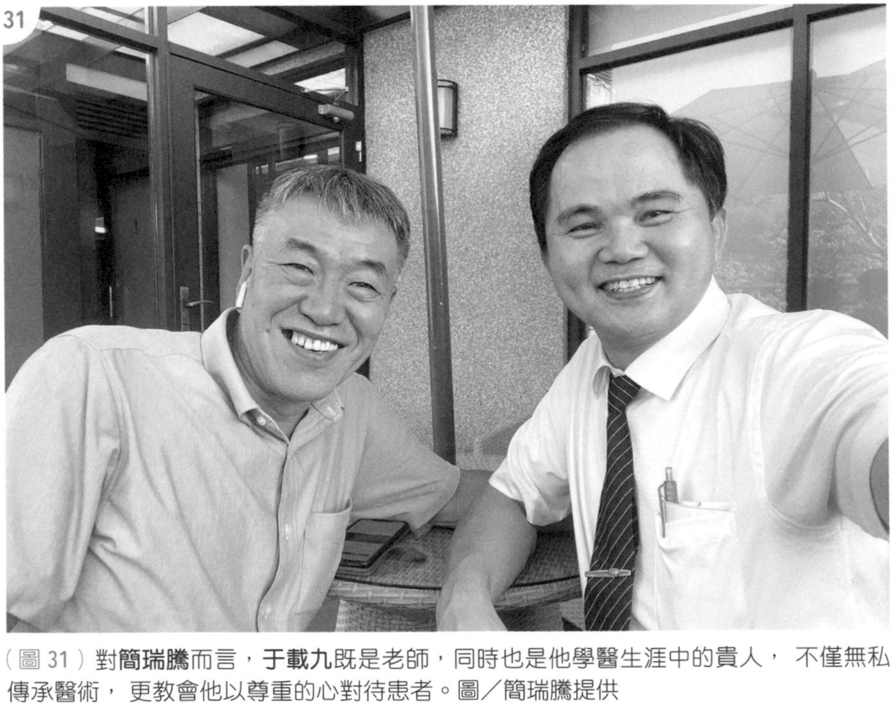

（圖 31）對**簡瑞騰**而言，**于載九**既是老師，同時也是他學醫生涯中的貴人， 不僅無私傳承醫術， 更教會他以尊重的心對待患者。圖／簡瑞騰提供

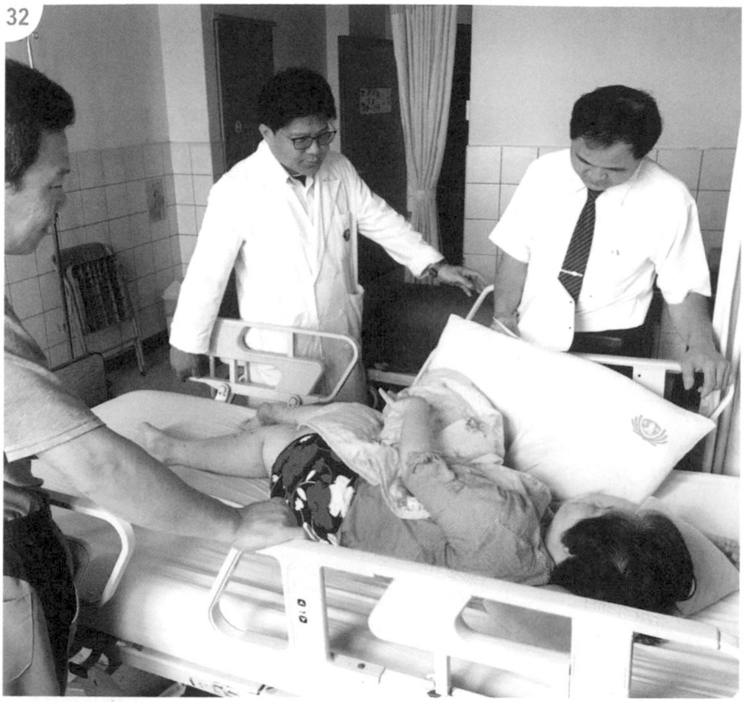

（圖 32）**謝明宏**（圖中）在到大林慈濟醫院初期，時常隨著**簡瑞騰**（右一）一同看診，也在此時從他身上感受到，身為醫者，必須以心體悟病人所苦，再進行治療方向。圖／大林慈院提供

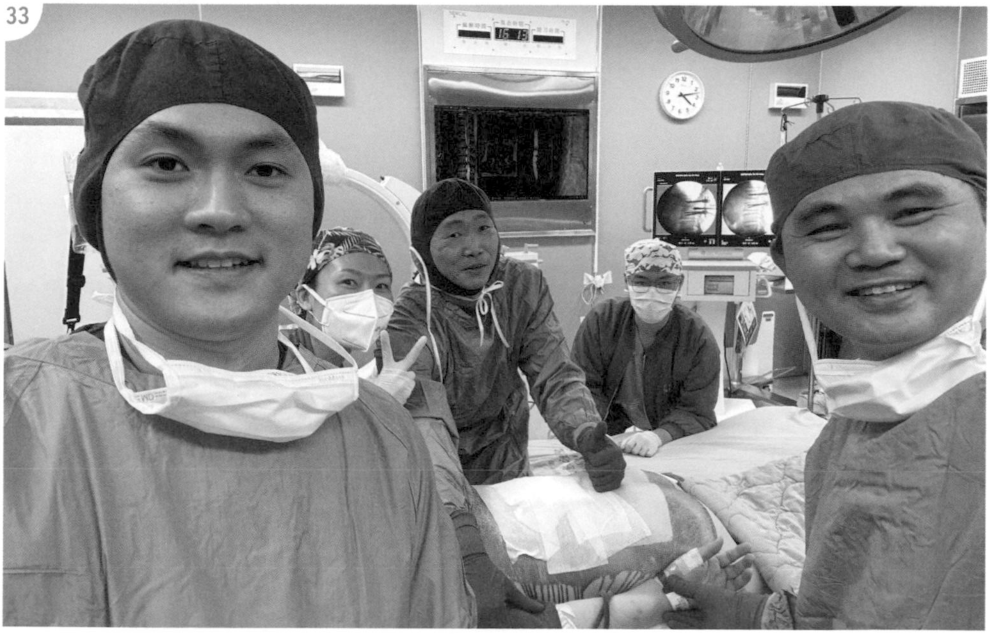

（圖 33）2023 年初，**陳宥廷**（左一）跟著恩師**簡瑞騰**（右一）的最後一台刀，農曆年後即準備骨科專科醫師考試，六月放榜時他已順利考取，醫涯也將走向更開闊的境地。圖／大林慈院提供

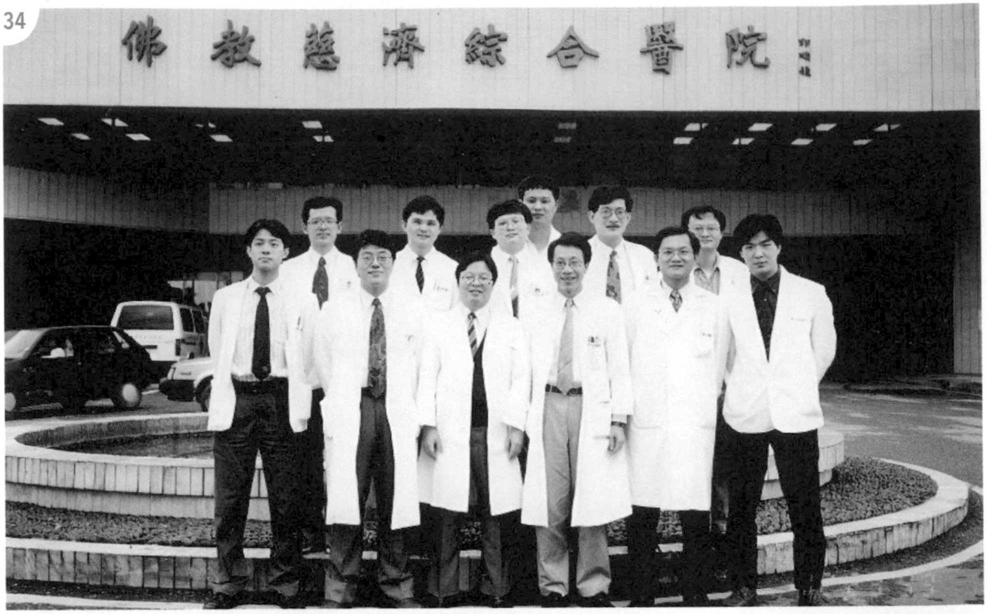

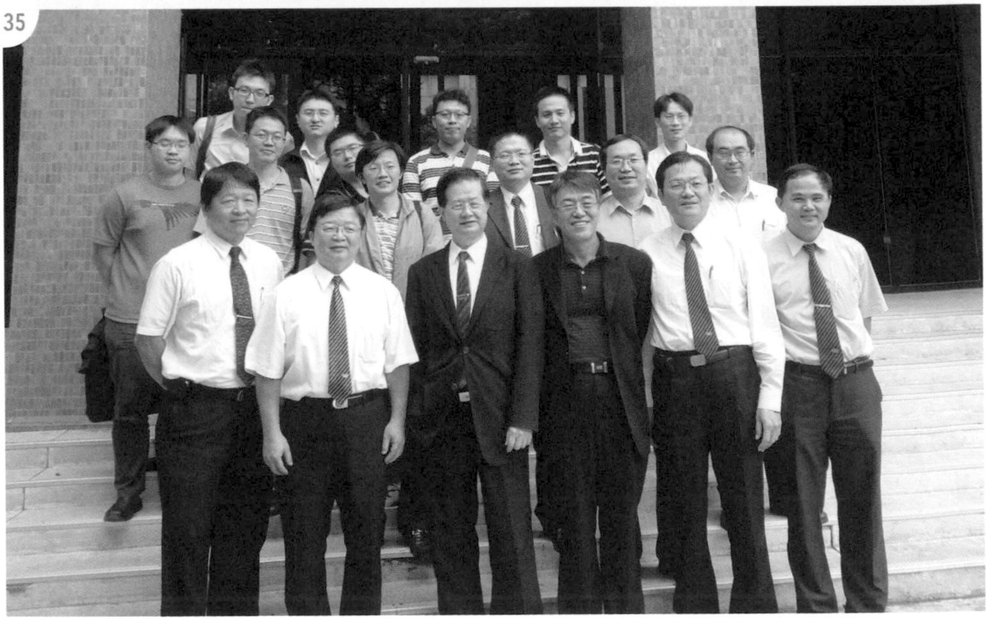

(圖 34)1993 年，花蓮慈濟醫院骨科部陣容，時已漸臻完善，前排左起為：**潘永謙**、**于載九**、**陳英和**、**許世祥**、**黃盟仁**、**鄺世通**等醫師。陳英和院長的後方左右分別為學生兼得力助手的**簡瑞騰**與**吳文田醫師**。圖／慈濟基金會提供

(圖 35)2011 年，**陳英和**(前排左二)邀請臺大、榮總與長庚醫院的骨科醫師們，每兩個月召開一次「脊椎晨會」，彙集骨科界翹楚，左一為當時長庚脊椎科**牛自健主任**，左三是時任臺大骨科部主任**黃世傑教授**，而右三為慈濟醫院的**于載九**、**黃盟仁**(右二)、**簡瑞騰**(右一)、**曾效祖**(二排右二)、**吳文田**(二排右三)等醫師，皆為晨會固定班底。圖／陳英和提供

推薦序1 骨脈傳承 人醫本志 釋證嚴 20
推薦序2 骨志一心信願行 林碧玉（靜憪） 24
推薦序3 醫脈相傳 護骨情長 林俊龍 30
序文1 醫者的使命 陳英和 34
序文2 骨脈相傳，成樹成林 簡瑞騰 37
序曲 愛惜羽毛？ 40
第一章 樣樣不全的醫院 47
第二章 志同道合的戰友 55
第三章 考驗與機會的年代 63
第四章 人工關節新世代 71
第五章 以病為師 80
第六章 突破所長 88
第七章 傳承 96
第八章 野外求生 104
第九章 馬無險草袂肥 113

第十章 臨床傷口治療 123
第十一章 頸椎疾病 133
第十二章 分享與挑戰 142
第十三章 脊椎微創內視鏡手術之路 153
第十四章 意想不到的收穫 162
第十五章 醫師的嗎啡 171
第十六章 醫者，道也 180
第十七章 從澎湖來的少年 188
第十八章 *Orthodox*・正道 198
第十九章 改革 205
第二十章 三個一定與三個不 218
第二十一章 微笑的鋼板 230
第二十二章 做一位「看病人」的醫師 240
第二十三章 醫病之道 248
第二十四章 不再醫、病兩茫茫 257
結語 決定後，就是我的事了 266

推薦序1

骨脈傳承 人醫本志

釋證嚴／佛教慈濟慈善事業基金會創辦人

五十幾年前的花蓮，生活水準落後，醫療環境不佳，人民生命沒保障。因此在花蓮市區開設慈濟義診所，邀請當地醫院的醫師及護理師義務支援。義診所開始運作之後，發現許多重症須送到西部檢驗或治療；緊急的時候，還要包機急送到臺北，總是很辛苦。

再加上慈善救助時，發現「因病而貧」、「因貧而病」者多；為了解決這種惡性循環，才會啟動我的一念心。慈濟建醫院就是從那麼小的「因」開始，而且號召許多的「緣」來成就。那時真的是沒有錢，很自不量力；但是有願就有力，信己無私，信人人有愛，憑著這一分的信念就開始呼籲。從當時直到現在，沒有一天停下腳步，這個心念也沒有一刻停休。

一九八六年醫院啟業，急需招募各專科醫師。但花蓮偏遠，臺大醫院雖以優渥條件協助徵求醫師，但皆屬輪替性質，無法長期留任。感恩臺大骨科陳英和醫師自願到花蓮，從住院醫師開始，升任主治醫師至擔任骨科主任，而後接下第三任院長的重任。卸任後膺聘為名譽院長，仍孜孜不倦的看診、開刀；指導後進、推展醫學教育。

與陳英和醫師並肩守護花東者，還有稍後加入的于載九和許世祥醫師。于載九主任依照亞洲人的體型，研製了更適切的人工膝關節及人工髖關節，嘉惠無數病人。他們三位奠定了慈濟骨科發展與傳承的基石，更開枝展葉至慈濟各院區發展。「慈濟骨科樹」枝繁茂密，傳承骨科「正統」的醫療專業與視病如親的人文，一代接續一代。

近來經常跟慈濟人提到：「**日日要自我盤點生命的價值。**」生命的價值，在於是否曾為人間付出，而不是只為自己的享受。享受，是因為過去生有福，知福更要造福。日前「簡骨科」簡瑞騰院長提及，正籌劃出版一本描述慈濟骨科樹的新書，為骨科的發展歷史留下真善美的紀錄。

感恩簡瑞騰醫師以虔誠恭敬的心，邀請骨科師長接受採訪。提及陳英和院長治療困難罕疾的醫病故事，如來自厦門罹患「僵直性脊椎炎」的楊曉東，一出生就受「極重度先天性膝反曲」病苦折磨的陳團治。他們都在陳院長悉心規劃的手術治療後重獲新生。團治感念陳院長的救命之恩，稱他為「院長爸爸」。

陳院長也曾在二〇〇一年轉介一位患者給簡瑞騰醫師，當時阿吉伯罹患僵直性脊椎炎已逾三十年。導致胸腰椎駝背變形超過一百度，胸腹部擠壓在一起，頸椎脫位，舌頭外露無法進食。簡醫師在老師的指導下，不僅搶救了阿吉伯的生命，甚至經過重建，得以平躺甚至練習行走。數月後我再見到阿吉伯，幾乎認不出來，他已恢復到接近正常人模樣。

醫療科技日新月異，但是醫者之愛要比技術更進步、更提升。我對每一位醫師說，不要因治「人」的病而傷了人的「心」，也不要管病人是否有錢；要看「病人」，而非只是看他的「病」。最重要的是，醫師要以佛心、父母心疼惜病人，除了醫病，更要考量術後的生活品質，才真正是妙手妙法妙人醫。醫者能堅心守志，不為名利蒙蔽心性，方不負良醫本志。

以前我建花蓮慈濟醫院，是說「搶救生命」；建大林慈院時，我說「守護生命」；建台北慈院，我再增加一項「守護健康」。守護生命，希望能夠及時搶救生命；此外，還要守護愛。人生最苦莫過於病痛，病痛折磨時，最需要的就是關心，關心就是良藥。俗話說「先生緣，主人福」，醫師如何才能與病人投緣？要有佛菩薩的慈悲精神，鍥而不捨地幫助病人。就如佛經中所說的「不請之師」。醫師要做病人的「不請良友」——無須請求，不請自來；去當他的好朋友，那就是愛。

慈濟發展醫療志業，不為營利，而是為了搶救生命、解除眾生的苦難。將近四十年的時間，大醫王、白衣大士，在這片土地不斷不斷地湧現出來，不知道救了多少人；救了一個人，等於救一個家庭。醫療團隊那一分愛的呵護，不只在院內搶救生命，也到深山、海邊、偏僻的鄉下，時常去義診與往診。他們也做慈善的工作，清洗、打掃屋子，跟阿公、阿嬤，或者殘障人士作伴。陪伴苦難眾生，為貧病者付出，這一群人間活佛、菩薩，他們該做的，都做到了。

有愛的人生最亮麗，人生彷彿與時間逆向行，時光過去了，我們則要努力向前走。期待大家把握時間、空間，在人與人之間努力付出，為自己創造豐富的人生。

推薦序2

骨志一心信願行

林碧玉（靜憪）／佛教慈濟慈善事業基金會副總執行長

溫馨的五月，母親節過後，斗六慈濟醫院簡瑞騰院長帶領大林慈院骨科團隊，浩浩蕩蕩的回到花蓮靜思精舍與證嚴上人溫馨座談，分享「骨脈相續覺有情 醫道傳承信願行」。他如數家珍介紹每位醫師的家庭與專長，劉耿彰醫師脊椎內視鏡微創手術，是世界的典範；楊昌蓁醫師的雞尾酒止痛療法令醫界驚豔。每位的專長都是獨樹一格成為醫界翹楚。他自己更苦心鑽研「交感型頸椎病變」，解決苦纏病患數十年的病痛。年輕醫師專業雲湧，好似永不枯竭的泉源，很難想像多年前，他初到花蓮青澀的模樣。

猶記近三十年前，陳英和院長從臺大醫院回花蓮，興奮地問我：「**我們確定要在大林蓋醫院嗎？今天有一位來自嘉義大林年輕人找他，若確定要蓋，他就到慈濟醫院來當住院醫師，願望是學成返鄉照顧鄉親。**」

當年的慈濟醫院人才延聘非常困難，住院醫師招募更是難上加難，這位年輕人因愛家鄉，一定是上上人才，果然瑞騰醫師加入骨科團隊，如今人人暱稱為「簡骨」真不簡單。

今天，看著他充滿自信與活力，更看到青壯人才一代接一代的養成，彷佛慈濟樹的枝幹在大林特別粗壯，而他已是雲嘉骨科掌門人，號令麾下，更像極了他口口聲聲尊稱的「老師」——陳英和前院長的謙和與專業，卻又多了幽默。

他們從臺大到花蓮

不由憶起，追隨證嚴上人從一九七九年起，為花蓮籌建一所醫學中心級醫院，歷經艱辛。一九八六年立春，因採購儀器的困難、延聘不到醫師，筆者幾乎天天奔走花蓮臺北，跟著當時的杜院長，穿梭於臺大醫院中央走廊，爭取與臺大醫院建教合作，期能招聘醫療專業人才到花蓮服務。

某日，疾行中央走廊時，有人喚：「林小姐、林小姐」，站定回頭看到一位年輕醫師，自我介紹：「**我是骨科第四年住院醫師陳英和，您是否還找不到醫師？我願意到花蓮慈濟醫院服務……**」

一時，筆者張大嘴巴既驚且喜，他接著說：「**我明年會升為總醫師，我知道您們還找不到醫師，花蓮雖偏鄉，既然當醫師就要到最需要的地方服務。**」就這樣，他成為唯一一位主動要前來任職醫師，那一天的驚喜，至今依然迴盪在心田。

陳醫師六月來花蓮報到，住精舍日夜參與籌備。醫院啟業，麻醉科只有護理人員沒有醫師，他與張耀仁醫師互補交換充當麻醉醫師，並為前來支援醫師拉勾等等。

因缺乏醫師，為解決病患苦痛，他除了膝關節、髖關節置換，到骨腫瘤、接斷指、斷掌、轉皮瓣、脊椎側彎均由他治療。為了病患勇於承擔艱難，也挑戰各項極難術式，例如「經椎弓切骨矯正術」，他早在一九九一年就應用於僵直性脊椎炎導致的駝背變形，是臺灣的先驅者。當然幾近一百八十度縮成一團的病患，治療後挺立而行，無論困難度或病患數，醫界難望項背。

憶，啟業後約十年期間，筆者經常晚上十點左右，在離開醫院前到各病房繞一圈，就會看到他在護理站，看著X光片研究，為次日要開刀病患，做最好的準備後，再逐一巡視住院病患，甚至，趴下身子聞病患植皮的腳踝等等。他以醫院為家，以病人為中心，以病為師的恭敬，視病如親的謙和，慈濟醫療人文就從這一顆種子開始。

那一段時間，他每週三回臺大醫院看診，翌日一早搭頭班車返花蓮。為減輕病患負擔，與工務組搭配鐵工廠自製不鏽鋼骨材。為降低耗材費用到臺北後火車站，購買修剪樹枝大鋼剪試用。至今，猶記得他每週四快速爬樓梯的腳步聲，以及拿著大鋼剪巧遇證嚴上人的尷尬。

尊師重道是陳醫師的美德，當時他的老師劉堂桂教授，每個月前來關懷並示範開刀，這一天最令他興奮與敬佩的事，是術後的X光片，總是見證老師完美零缺點的示範。

一顆種子到枝繁葉茂

某日，又看到他帶著非常興奮的身影，告訴我：「**之前與您分享最優秀的學弟于載九醫師，已經考取專科醫師，願意前來花蓮一起打拼……**」那刻，我的興奮可與他比美。

慧眼果然識英雄，三十餘年來，「九哥」與病人間如家人般情誼深厚，且身手敏捷可譽為快刀手。他深感歐美的骨材東方人不適用，開展新骨材研發。因愛心具足技術又好，更具創新研發能力，於是全球各地醫師前來學習。他的口頭禪：「我的技術來自病患的教導」，教導醫師們病患才是老師。如今于醫師成就非凡，成為人人口中的大哥，學生遍及全球，據悉學生們更組織一個萬人學習成員的「九哥俱樂部」，可見于大哥恢弘的氣度及專業傳承，獲得大家的敬重。

盤點慈濟醫療，第一位發願來花蓮的陳英和醫師，從千山我獨行，然後邀約一個個學弟一起來打拼。學弟來了，想方設法給予發揮的空間，才有今天枝繁葉茂的成果。

許多高位頸椎病變病人向他求診，他轉介給年輕醫師。病人請筆者拜託陳醫師親自執刀。陳醫師總說：「**副總您放心，吳文田醫師的技術比我好太多了。**」並說明年輕醫師開的比他好的重點，再保證他一定進開刀房陪伴。結果病患快速恢復，是最好的證明。以此類推陳醫師，對每一個學弟學生如兄如父，依個別性向專精，輔導成次專科的翹楚。

某日，成大醫院來電要轉一位舌頭凸出、縮不回去的病患來花蓮，他卻告訴筆者，決定將病患轉給簡瑞騰醫師。我嚇了一跳，驚魂未定，他再說明：雖然是很高難度的挑戰，但簡醫師做的一定比他好，且到大林慈濟比花蓮近，對病人比較好。請不用擔心，他會到大林陪伴。爾後，「阿吉伯」治療過程雖驚心動魄，卻也令人歡喜日日進步。點點滴滴細微處，看到陳醫師與學弟們手把手的師徒情誼，豈有人能忖度深厚？這就是慈濟骨科樹重要的養分。

受福建廈門潘副市長連續之請託，接連兩位全球罕見疾病患者，一位是全身 180 度扭曲變形、僵硬的曉東，他以超高能力與耐力讓曉東挺直腰桿回故鄉，又如家長般專程前往探望。另一位是「極重度先天性膝反曲」的團治，若非佛心怎會接受挑戰，若非菩薩怎會一次次屈膝於地為她療治？又如父親般慈愛的呵護、教走路。團治結婚，院長爸爸飛到廈門陪伴，生小孩了同霑歡喜。

我們經常惦記與感恩，當年臺大派出醫護團隊支援，慈院才得於順利啟業造福病患。我們有默契戮力用心精進立足醫界，伺因緣回饋慈濟獨門專精，回報臺大當年支持之恩。某日，陳醫師與我分享，他有一些獨步術式是臺灣之秀，擬設法用平行探討方式，不著痕跡回饋臺大學弟。於是，定期運用星期六借景福會館，從獨步的「經椎弓切骨矯正術」學術討論開始，再擴及其他專精。臺大是他成長的地方，回饋學弟們是使命，又開放擴及臺灣醫界有興趣的醫師參與，當大家都會了，就是病患最大的福祉。這等不藏私的開闊胸襟是大愛，正是上人疼惜與尊重他之因，亦是法脈與骨脈相連之緣，更是報師恩的實踐。

時空環境不同，醫療志業啟業年代，骨科大多依附在外科，慈濟是少數骨科獨立的醫院。因緣際會，藉科技與材料推播，促進各式儀器突飛猛進，骨科手術以秒速進化，搶救過去無法治癒疾病，更藉階段性的創新，守護病患健康，提升生活品質。在陳院長的培育下，如今老壯中青幼五代醫師，分布慈濟各院區，因應地區發展出該領域特色引領風騷成典範。

合抱之樹始於毫芒，一九八六年陳英和院長如那一粒毫芒，不求名利東來花蓮，歷經風霜巍然成一棵茁壯的大樹，如今枝葉繁茂綿密成林分布全臺灣。感恩他當年的大悲願，堅守其志為偏鄉拔病苦，不退初心永遠向病患學習，為的是追求專業解病厄，更加呵護學弟如己親，若有學弟赴履新，溫暖陪伴為後盾，塑造出團隊的情誼，令人感佩、感恩與感動。感恩「簡骨」依上人方向，盤點骨科點滴並撰文出版以饗大眾，本書的內容有情有義有專業，是醫療科普，深具醫學倫理、心靈哲學。這本書絕非小品，而是滿漢全席之珍饈，身為他們姊弟之一環，自然不惴爭取為之序，更為之詠唱：「**慈濟骨脈如大樹，枝伸葉闊綿密密，骨志一心無漏智，枝葉脈脈蔭蒼生。**」

推薦序3

醫脈相傳 護骨情長

林俊龍／慈濟醫療法人執行長

我常說，身為醫者，就是要把幸福、美滿、快樂留給病人；困難、壓力、責任則由我們醫師來承擔。三十七年前，前來花蓮慈濟醫院為骨科開疆闢土的陳英和醫師、于載九醫師、許世祥醫師等，秉持的正是這樣的精神。

啟業維艱 以身作則

花蓮慈濟醫院啟業時，第一位來報到的醫師便是陳英和，他在醫院草創初期的艱困環境下，做了許多突破，包括自行採買日製大鋼剪，來剪裁鐵製骨材；也曾為了花東一位因翻車意外、被大理石壓斷雙腿險些喪命的少年林傳欽，吹了一百多顆氣球，自製「氣球坐墊」，以保護他剛完成植皮的脆弱皮膚。

偏鄉醫院啟業的艱難，我也頗能體會。記得二十三年前，大林慈濟醫院啟業之初，人力是個難題。最初整整三年只有賴裕永一位麻醉科醫師，神經外科也只有陳金城一位醫師，不論是三更半夜或吃飯吃到一半，他們一接到電話，便放下筷子，立刻跑去麻醉、開刀，這都是非常辛苦的。

當時的急診也是如此。記得有一天，急診護理長跑來找我，「**急診快要暴亂了……**」，原來很多病人在排隊，醫師卻還在看前兩位病人，因為問診仔細，後面的病人不耐久等，吵了起來。我立刻到急診，急診醫師告訴我，他已經一天一夜沒有睡覺了。其實他曾經製作一張班表，請其他科別醫師來填表支援急診，但是願意支援者甚少。我說，「**那我來，我值班，你趕緊去睡覺。**」

他說，「**謝謝院長，那我休息一下就來。**」他一躺下去，第二天早上才醒來，因為實在太累了。於是，那個下午、晚上到第二天清晨，急診由我一人值班。

所幸我對急診並不陌生，早年在美國當住院醫師時，薪水非常少，因而我時常去急診打工賺外快，累積了不少急診經驗。只要掌握處置流程——先處理急症，頭痛的先量血壓、給氧氣、休息；喘不過氣的，先照X光；小便灼痛者先驗尿……，再回過頭來詳問診、看數據、治療或轉住院，病人就不會因為乾等而慌張，急症也能獲得處置，整個夜晚也就相安無事了。

第二天早上，急診醫師回來了，我交還給他。後來我再問他們，什麼時候需要我去值班，儘管告訴我。護理長卻回我，支援班表都被填滿了，因為大家一聽到院長您親自值夜班，紛紛來填單，已經沒有空檔了。

我想這就是以身做則的重要性，而慈濟骨科的大家長陳英和院長，正是「以身作則」

最好的榜樣。骨科在慈濟醫療志業是相當特別且強勁的，感恩早期有陳英和、于載九、許世祥……等醫師願意長期留駐在花蓮，他們從不圖輕鬆之路、不輕易拒絕難以治療或是開刀必須冒著重大風險的病人，不忍病人受苦的一念慈悲心，讓許多求助無門的病人因為來到慈濟醫院而翻轉人生。

陳英和成功治療了多位極度嚴重的「僵直性脊椎炎」的病人，也勇敢接下困難治療的罕見骨科疾病病人，其中最為人所熟知的兩位：一位是是全球罕見的先天性極重度雙膝反曲、雙腳呈 L 型只能艱難跪行的陳團治；另一位，是脊椎嚴重彎曲變形，上、下半身幾成對摺，只能爬行的楊曉東。陳英和不僅突破重重困難、自創術式，成功讓病人能站能走、甚至還能騎自行車；他那份體貼病人的用心——親自試穿病人的術後矯正鞋模擬走路、爬梯、陪伴病人術後復健等，是醫者父母心的典範。

于載九醫師則考量西方人所研製的骨材，尺寸大小不適合體型較嬌小的亞洲人使用，為此他設計了適合亞裔的人工髖關節及人工膝關節，「聯髖二號人工髖關節系統」還獲得國際生醫新創獎。

慈濟骨科第一代醫師們以嚴謹的科學研究方式與「以病為師」的親和態度，屢屢在專業術式上創新與突破，引領子弟兵們傳承慈濟骨科的專業道氣與人文風範。

骨脈相傳 開枝展葉

閱讀此書，不僅看到慈濟骨科從偏鄉起家卻能在世界骨科醫學會佔有一席之地，更看到他們如何「搏感情」地將專業、愛待病人的體貼飽滿傳承下來，讓人才留駐在慈濟，共同打造醫療沃土、為偏鄉服務。集專業與人文的潘永謙去了臺東關山慈院扎根，簡瑞騰則前往大林而後斗六，吳文田留在花蓮，黃盟仁、曾效祖到台北慈院，陳世豪扎根台中慈院……。這批強勁的中生代又繼續帶出楊昌蓁、劉冠麟、葉光庭、謝明宏……等許許多多的新生代骨科醫師。

他們將證嚴上人「守護健康、守護生命、守護愛」的理念，落實在醫病關係中，讓慈濟骨科「骨脈相傳」且「開枝展葉」。此書讀來格外感動，有幸為此書序，相信諸位讀者也會與我一樣，在閱讀中看見這群骨外科醫師的大愛、膽識與力量。

序文1　醫者的使命

陳英和／花蓮慈濟醫院名譽院長、慈濟大學教授

這是一本記載一群骨科醫師如何秉持醫者使命，服膺醫道，致力守護健康、拔苦與樂的書。這群當年過來花蓮、留在花蓮，以及從花蓮派赴外地的骨科醫師，他們歷經了特有的時空背景，形塑了自身的醫療模式和風格，孕育了屬於自己的組織文化。閱讀這些發生在他們以及他們的病人身上的故事，可以讓大家一窺醫師的內心深處圖像，患者對醫療的殷殷期盼，和醫療生態種種樣貌。

這個醫療團隊肇始於一九八六年，花蓮慈濟醫院啟業時即開展的骨科醫療作業。斯時，花東民眾承受醫療資源不足的困苦，以及證嚴上人蓋醫院的悲心，都讓醫師們感動而發心。的確，宗教醫院是醫師們理想的工作環境，因為醫院慈悲喜捨的宗旨和醫師救世濟人的初衷是契合的，醫師在這樣的環境行醫，可以心無旁騖的發揮所長，這也是團隊們一再締造佳績的重要因素。而書中所提到，醫師對病患令人感動的關愛呵護，則更是得自於他們和慈濟志工相濡以沫的精進。

當年過來的醫師多出自臺大醫院骨科，當時臺大醫院被認為是執醫界牛耳的院所。這樣的訓練背景，讓醫師不會迴避碰上的複雜病例，直覺醫好病人是自身的責任，捨我其誰，

無法再推給別人。再加上花東地區位處偏遠，病人外出求醫也極為不便，因此，為走投無路的病患想方設法，本就是分內之事。秉持這樣的思維，慈濟骨科醫師一開頭就以天下為己任，努力為每位病人做好醫療，開最好的刀，包含常規性手術，如人工關節置換；高難度手術，如僵直性脊椎炎的駝背矯正；以及很麻煩的手術，如交感型頸椎病的開刀治療。

書中詳盡陳述了這些成果和貢獻，也指出了幾個重要的促成因素，其一，醫師們生逢其時，他們投身醫業接受訓練正是骨科急速發展，技術、知識或是手術器械都不斷在推陳出新的年代，他們因此習得一身本事，而彼時在社會角落仍存在眾多舊疾沉痾有待醫治，他們的專業因以獲得最大發揮，並讓他們累積豐厚的經驗。其二，他們謹守骨科正道，這也就是臺大骨科劉堂桂教授一再教誨的「Orthodox」——醫師要能設身處地，視病猶親，以病為師，以病人為中心，任何處置要符合醫學原理。故爾，對每個病人的治療，每台手術的進行，他們都會以這些重要原則自我檢視，以確認是為所當為。其三，病患的回饋，無論是正向或負向，無疑是最強大的力量，驅使他們在無悔的行醫之途不停的自我要求，不斷精進醫術。

隨著時間的過往，團隊有了成長和傳承。外科系的傳承還是典型的師徒制，老師得到助手，學生得到學習，互蒙其利，也互不相欠了，甚至日後成為競爭對手。但是書中可看到，這個團隊老師學生的互動可是更為深刻。老師們認為醫學為公共財，故不藏私的傾囊相授，並在學生學成後會持續關懷，包含安排他們外放更偏僻醫院，讓他們野外求生，建立信心；

會指定專長學習，讓他們得到術業有專攻的優勢，總是以各種方式提供資源因勢利導，讓他們加速成長。學生則以如期建立各自的專家領域，強化團隊整體戰力，增添慈濟榮耀，來回報老師的苦心和期盼。

感恩本書作者的力作，忠實呈現慈濟骨科團隊的肇始，成長，擴展和傳承。患者的困頓，醫者的使命感，師生同袍的情誼躍然紙上。特別是相關心境情境描繪可謂刻劃入微，掌握精準，真令人折服。

最後，祝福這群揮舞手術刀的現代俠士，能夠心懷感恩的在行醫道上，敬業樂業，保持初心，繼續精進！

序文2

骨脈相傳，成樹成林

簡瑞騰／斗六慈濟醫院院長

一九九二年中我一退伍，隨即踏入慈濟骨科殿堂的大門，到去年本書開始構思、籌劃、訪談的二〇二二年，剛好半甲子。三十年來，撫今追昔，往事歷歷，感恩無限。

書名《醫道：俠骨柔情》，簡單六個字，具體而微的把慈濟骨科三十多年的發展史，囊括其中。一代又一代的骨科醫師，或先或後，齊聚後山花蓮，或大顯身手，或拜師學藝。書中詳述「祖師爺」陳英和院長、「大哥」于載九主任，「許桑」許世祥醫師，到「中生代」的筆者、吳文田、劉耿彰，以及慈大「新生代」的謝明宏、黃俊錫，還有正在大林骨科訓練中的陳宥廷、林柏勳等老、中、青、幼四代的骨科醫師，如何秉持著上人「醫病、醫人、更醫心」的人本醫療理念，不斷突破困難、開創技術、勇於挑戰難症，讓許多求醫無門的病人重獲生命與尊嚴；又如何「傳功夫、搏感情」，讓這棵定根於花蓮的「慈濟骨科樹」，得以開枝、展葉到全臺灣各家慈院，更讓無數海內外患者離苦得樂、昂首闊步。此書不只是慈濟骨科歷史的傳承與紀錄，更將是「慈濟醫道」最佳的見證。

感恩上人叮嚀，精煉「骨科專業」不懈外，更堅守「慈濟志業」的心念，不只是敲打揮刀的骨醫，更是有仁有愛的人醫。

感恩陳院長總愛半開玩笑的期勉吾等後輩：你們的老師比我的老師好，所以你們一定要比我更好。不曉得您滿門徒子徒孫，有達標否？

感恩九哥雨夜中丟給我一堆臺大醫圖影印來的原文書，雖然當時我聽不懂他口中碎唸的大師名字或專有名詞，但是後來證實他都有讀過，也畫過重點。

感恩許醫師當年在舊臺北車站邊的綠灣西餐廳，花了足足3個小時遊說我，其實我只記得幾個字：到花蓮，可以從頭開到腳，沒人會跟你搶刀。

感恩「同梯的」阿田博士、教授，慢工，不只出細活，承先接棒科務之外，更啟後帶領新秀，開創教學、研究大片藍海。

感恩一起在大林拼鬥的劉、楊、謝、黃等醫師，亦友亦師般的革命情誼，撐起大林，也在自身專長各擁一片天。感恩頂真的宥廷和柏勳，讓我也享受到陳院長當年「看到我上他的刀時就放心」的安心感。

最要感恩所有病患，你們都是現苦相的示現菩薩，把身體、性命全然信任的交到我們手上，雖盡心盡力、望聞問切做出診斷，治療成果不盡然百分之百能全盤掌握，總是「讚美做警惕，是非當教育」，所謂一將功成萬骨「哭」，我們這群堅守「正道」的骨科醫師，矢志讓痛到哭著入院的病患，經過妙手處置後，都能感動到哭著出院。

感恩林俊龍執行長高瞻遠矚，指派人文傳播室慶方師姊及同仁，用心紀錄慈濟醫療志業的系列醫者故事，也感恩慈濟醫療法人編列預算出版本書。最後最後，不能忘了感恩撰文者凃小姐，多虧妳的死纏爛打，才能讓點點滴滴的感心故事、奇聞軼事，從這群只知埋頭苦幹、守口如金的骨科醫師口中，如實一一招來。慈濟骨科的輝煌歷史，才得以萬世流芳。

序曲

愛惜羽毛？

二〇一四年
花蓮慈濟醫院・醫務部辦公室
陳英和醫師

看著遠方傳來的照片，他陷入了苦思，在沒有門診、會議、手術的現在，他給自己一小段的時間，暫時將繁瑣的行政事務推開，因為他需要靜下心來思考，這不是一個僅需一杯咖啡的時間就可以做出來的抉擇，面對一條生命，決定的重量從不輕盈。

「到底，我該不該收治這名患者？」無論是接受或是拒絕，他都必須得縝密且周全。

這麼嚴重的變形病例，已經是近兩年來的第二例了。上一個孩子是從廣東來的男孩，他的名字、床號，甚至是那桀驁不馴的脾氣，早已在他腦中窩存出一個舒坦的位置，溫暖得鮮明，畢竟陳英和治療他的時間很漫長，從二〇一三年五月二十三日抵臺，到他十月三十日離開，只差七天，他與醫療團隊在他身邊貼身照顧的日子加總起來，幾乎就要整整五個月。

他為這個叫曉東的大男孩動了五次手術，兩次髖關節手術，三次脊椎手術，好不容易才將他彎曲近一百八十度的彎曲身態一步步扳直。

「**那真的是好不容易啊……**」辦公室沒有別人，這句話，他是說給自己聽的，提醒那一段時間，他的每一個決定、每一個動作，都是那麼折磨人的戰戰兢兢，這份龐大的壓力，他扛在肩上、心頭，整整快要五個月的時間。

在曉東來臺之前，他也曾一度深陷今日這般的沉思。

「**我該接嗎？**」他不斷地問著自己相同的一句話。

責任與壓力，讓他心裡那座度量衡失了準般的上下擺動。三十多年來，他全力以赴的一頭鑽入骨科，隨著技術的鑽研，經驗的累積，隨之而來的還有名氣與聲譽。如今，他是花蓮慈濟醫院的名譽院長，在骨科界，更是下一屆骨科醫學會理事長呼聲最高的人。面對如此難症，如果治療成功，無論是經驗或是聲譽，勢必會更上層樓，但如果失敗呢？

他怎麼會不知道，這樣的一個患者，所有人都瞪大著眼睛在看；他也知道，如此難症，他也能有立場一口回絕，不會有人因此而提出質疑，然後，他可以躲在自己一身漂亮的羽毛底下，寧靜安穩的一如往常。

Orthodox！

恩師劉堂桂常掛在嘴邊的一句話，在他腦中嗚嗚響起。這一聲響，將他拉回了那段還不必承擔重責的學習時光，他不自覺的在嘴邊掛起了笑，回想在住院醫師時期，老師總叨叨念念的這句話，Orthodox，正統。每當有不奉醫道的情事上演，老師便會語氣加重的告訴他們：「這不是 Orthodox！」言下之意，他們不該學、不該犯，也不該走在這條錯誤的道路上。

但他終歸得從美好的回憶拔身，將思緒重新聚焦在眼前的曉東身上，苦惱隨即蔓延全身，驅趕了方才的所有愉悅。

看著廣東志工傳回來照片，那個大男孩猶如時下最流行的折疊手機，胸口與大腿貼合，只要站著，睜開眼看到的永遠是地板。志工還傳回更多令人心碎的消息，說他每當看到家人以外的人，就會用自己那一雙長手臂緊緊抱住這副脆弱的身體，讓整張臉埋在膝蓋中間。

陳英和幾乎已經可以在腦中想像曉東的日子是怎麼過的，又是怎麼被嘲笑的。

他提醒自己必須振作。面對像曉東這樣身體嚴重變形的僵直性脊椎炎患者，一路走來，為其截彎取直早已是陳英和領先全臺的拿手絕活，而過往幾十年所處理的個案，與曉東同等級嚴重的就有三位，全都在他的刀下拼正、直挺了過來。

第一步，他知道自己可以做，而且不會讓病人的病況反步走向嚴峻。

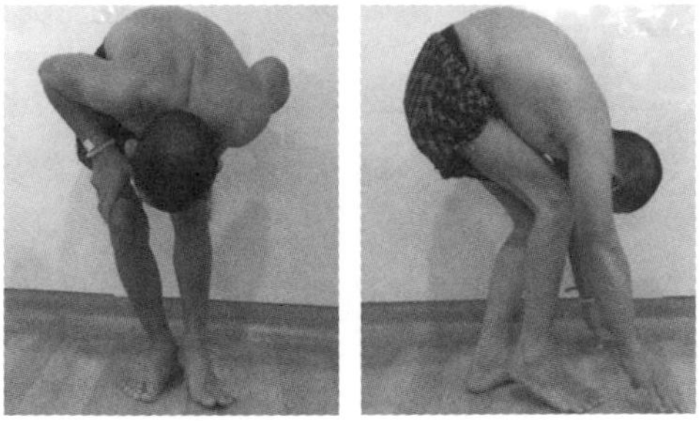

2013 年，陳英和醫師一共為曉東動了五次手術，才將他近 180 度的彎曲身態逐漸扳直，讓原本困難於行的他，爾後也能自在地走路、騎單車。

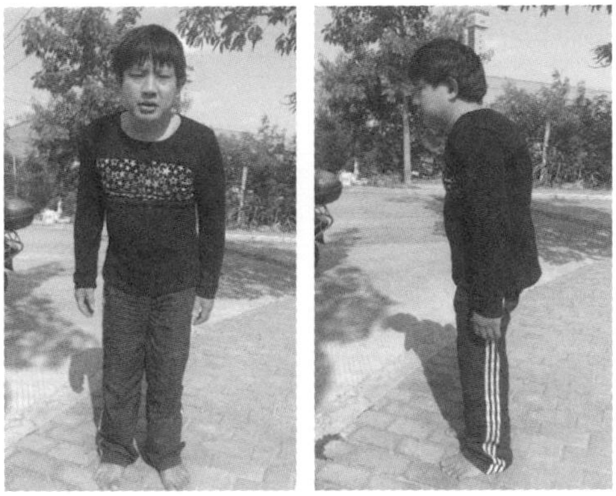

術後已能站直走路的曉東。

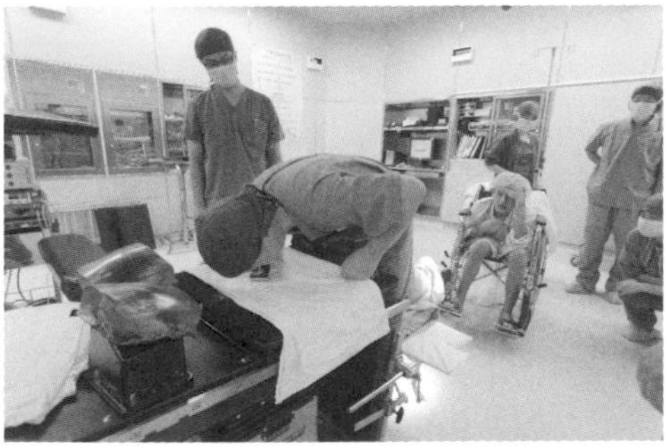

曉東的身體無法平躺開刀，須採取極為罕見的趴姿手術。脊椎手術前一天，陳英和帶曉東進開刀房，他先示範手術時身體擺放姿勢，接著帶曉東模擬趴姿。

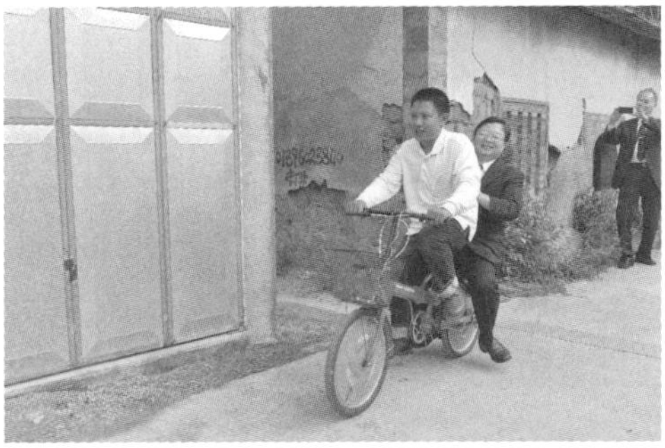

2015 年陳英和與慈濟團隊前往大陸探訪，曉東展示騎車、載陳英和一程，慈濟醫療法人執行長林俊龍（右一）在後方拍照留下紀念時刻。
圖／陳英和、慈濟基金會提供

Orthodox！

「難道我就要讓他這樣過一生嗎？」

第二步，他確認自己接下這個挑戰是以病人為出發，而非自己的利益名聲。

Orthodox！

最終的結局是令人興奮的，陳英和成功的將曉東送到另一個有別過往的人生的開端，術後，他不僅能以雙腳行走，直視前方，甚至還能工作養家，臉上還時時出現過往不可多得的笑容。

只是陳英和沒想到的是，才不過幾個月的時間，團治的消息就從中國傳了過來。

他輕輕從肺部將那一口氣吐出來，彷彿自從接到消息之後，那橫亙在胸口的重量就能因此而減輕一些，可惜事與願違，壓力仍猶如颱風過境後的浪潮，依舊洶湧。

這次是個女孩，狀況比曉東更複雜，業界稱她的病為「**極重度先天性膝反曲**」，故名思義即是膝關節向前彎曲，從照片上看來，名為團治的女孩，身體到膝蓋與小腿成L型，幾乎是用膝蓋後方在行走。

此病的手術病例報告，全世界的醫學文獻只有兩例，不僅極其罕見，團治甚至還有續發性的踝關節馬蹄足變形。

這個女孩的照片，傳入了他的眼，印入了他的心，隨即就在他的腦中浮現四個字：「困難重重」。

「如果不做，我可以愛惜羽毛，我不用擔心開不好，也不用擔心名譽受損，而且整個療程必須得經過好幾個階段手術，我如果不做，也就不用好幾個月都在那邊整天頭痛……」

他嘗試著說服自己放棄，只可惜，最後還是失敗了。

Orthodox！老師的一語，再度將那無形的白袍往他身上一套。他得承受其重。

即使沒有見到病人，他腦中對於團治的治療方式與步驟，早已沙盤推演一回又一回，「要達到一百六十度的高矯正量，膝關節處可以結合閉鎖式和開放式兩種切骨矯正手法；針對足掌形同馬蹄足往下垂的踝骨，可以同時進行踝關節的切骨扳正及後跟腱的『Z』型延長；而延長之後，原有韌帶可能會細若游絲，那麼我可能要先切開，取來異體韌帶做補強……」

第一步，他知道自己可以做，不會讓病人的病況反步走向嚴峻。

Orthodox！

「我可以不接，但可能也沒有醫生會願意接。」問句之後還有問句，「但我如果不做，難道就要讓她這樣子過一生嗎？」

第二步，他確認自己接下這個挑戰是以病人為出發，而非自己的利益名聲。

Orthodox！

此時，陳英和已經做出了決定。

第一章
樣樣不全的醫院

一九八六年
花蓮慈濟醫院．樓梯間
陳英和醫師

他才剛從臺北趕回來，手裡除了提著行李，還握著一把與手臂等長的鋼剪，一路上吸引不少人的眼光。

看了看時間，再想想緊接下來要做的眾多事項，心裡的聲音告訴他，已經沒有足夠寬裕的時間讓他能悠哉的前往目的地了，他甚至連等電梯的時間也沒有，於是他想也不想，跨大步伐就轉往樓梯間去，一路向上，彷彿正在朝向他堅定的信仰而去。

「陳醫師。」

一聲呼喚，讓陳英和的腳步不禁收斂。他怎麼也沒想到，才剛抵達目的地樓層，就遇上了正在巡視醫院的證嚴法師。他不僅是花蓮慈濟醫院的創辦人，同時，也是讓他毅然決然捨離臺大，來到花蓮從醫的關鍵人物。

那還是不多久前的事情而已，當他第五年住院醫師受訓將要結束之時，恩師劉堂桂教授與陳楷模教授正在積極為與臺大建教合作的花蓮慈濟醫院招募醫師，然而即使祭出與沙烏地阿拉伯服務條款相同的優渥條件，招募過程卻不如想像中順利。

一九七九年底臺灣與沙烏地阿拉伯簽有「中沙醫療合作備忘錄」，由臺大醫院配合執行，陸續派遣醫療人員到當地提供醫療相關協助。為了鼓勵院內住院醫師參與，臺大醫院明列優惠條例，只要接受完住院醫師訓練並到沙烏地阿拉伯服務，回國後即可以升任主治醫師。

回憶就像一塊橡皮糖，拉住了原本焦急又匆忙的思緒，陳英和想起當時，不少住院醫師對前往沙烏地阿拉伯興致高昂，然而有意前往花蓮的醫師卻不多，畢竟要前往一所剛在東部籌辦的醫院，面對醫療匱乏許久的當地患者，甫從住院醫師訓練結業的醫師們深知，扛在肩上的責任或許不僅只是協助而已，況且這還是一所在興建時，連募款、找地都幾經波折的醫院，許多的壓力與不確定性，都令人卻步。

因此當兩位恩師向他提起前往花蓮的建議時，第一時間，他是拿不定主意的。他擔心的並非自身能力不足，在臺灣醫界之牛耳的臺大受訓這幾年，跟在幾位恩師身旁，什麼樣的疑難雜症沒見過？即使短短五年尚不能將臺大骨科的經驗寶藏盡納懷中，但這幾年的訓練，不僅培育他的技術，同時也養出他的自信，花東地區的醫療之擔，在深知醫者的天職就是為了要服務病人的前提下，他願意扛，也有自信扛。

「只是花蓮的學術環境與臺北完全脫節……」心裡的躊躇猶如鐘擺，擺盪愈來愈大，陳英和認為，醫海無涯，學無止盡，醫者必須持續進修與做研究，如果留在花蓮，他擔心自己往後的未來，能為病人做的會愈來愈少。

「你那麼忙，怎麼還有時間修剪綠籬？」

一聲輕柔，將陳英和從回憶中拉了回來，也讓他因深陷回憶中而渙散的雙眼重新聚焦於眼前此刻。

一時之間，他還沒能聽懂證嚴法師說的話，但隨著法師的目光，他這才記起方才焦急加快腳步的原因——手裡的那一把大鋼剪，這是他稍早在臺北後車站的五金行精挑細選之後，以一千八百元買下來的。

不久之前站在那間五金行的時候，他可是費了好一番心力才挑中眼前這把他連正確名稱都叫不太出來的鋼剪，他打算要利用這把鋼剪剪斷的，不是綠籬，也非細枝嫩葉，而是鐵製的骨材，好讓骨材符合病人所需的大小，放進病人的身體裡去。

他比較過了，若考量消毒的周全與便利，現場那麼多相似的器械中，就屬這把最合乎所求，正因為它的手把是塑膠套，可以拆卸；再者以銳利度看來，要能削鐵如泥，這點則由五金行老闆拍胸脯保證。當時在縝密比較與挑選時，五金行老闆誤以為他是在猶豫不決，熱切的走過來試圖要進一步提升他的買意，於是告訴他：「**這是蝦牌的！日本製的，絕對好用、不費力！**」

到他付了錢，帶走這把他決心以〇〇七電影裡反派角色「大鋼牙」為名的鋼剪時，五金行老闆還不知道，這把鋼剪的最終用途，會是用在骨科手術上。

他絕非第一位在五金行添購手術器材的醫師。像是臺大神經外科的林瑞明醫師巧思最多，然而市面上的手術器械難以讓巧思具型，於是他就到臺北後火車站的五金行，挑選能夠完美搭配手術的特殊工具，只要挑選得宜，論品質，全然不輸給專業的醫用器械。

然而，陳英和心裡明白，他與林瑞明醫師走進五金行的目的雖是相同，但背景卻是截然的不同。

啟業維艱　三不足窘境

啟用不久的花蓮慈濟醫院，人力少、設備不足，對於他這位骨科醫師而言，友科支援更是趨近於零。

在人力不足的部分，同樣一台曾在臺大跟著老師一起做過的手術，如人工關節手術，臺大骨科標準人力是四人，有主刀醫師、第一助手、第二助手、第三助手，圍在患者身邊動刀、拉勾就有四人，但是在人力極為吃緊的花蓮慈濟醫院，有時候只有兩個人依舊得上刀。這樣的刀，少一個人、少一雙手，就讓原本的流程、順序與流暢度有了截然不同的風景。

不僅骨科人力短缺，友科遑論人力，甚至可謂不全。過往在臺大遇到大血管破裂，隨時都能緊急請來血管外科醫師馳援，但是在這裡，只能自己謹慎小心的一針一線的把大血管縫起來；過往需要透過顯微手術進行的斷指再接，或是要進行游離皮瓣、骨瓣轉移等手術，在臺大往往是由整形外科擔起重責，但在這個尚未聘任到整形外科醫師的醫院，他也只能自己上陣。

挑戰接踵而來，為陳英和帶來的不僅是日以繼夜的值班、看診、手術，同時也讓他更加專精於每一個骨科次專科；而花東地區長期受困於醫療資源相對城市地區普遍較為不足的困窘下，來到他這裡求診的患者，大多都是曾在臺大見過幾次，但卻不那麼常見的患者型態，例如骨折癒合不全。

陳英和用**伊利沙諾夫骨延長手術**為許多病況複雜的骨折病人解決長年之苦。有時候，他在替患者動手術時，都不禁想起這個手術的發明緣起，這一九五〇年代，由蘇聯人伊利沙諾夫所發明的全方位手術，透過環狀外固定器，治療因為第二次世界大戰所造成的眾多骨折癒合不良患者。

當時伊利沙諾夫發明這個手術幫助了許多戰時因為沒有即時獲得醫療而衍生出的複雜病症骨折患者；而如今，陳英和也透過這個手術，協助許多因為醫療相對不豐與其他生活經濟因素，因而錯失黃金治療期的骨折病患。

在東部，有太多這樣無可奈何的錯失而造就的複雜病症，與令人為之惋惜的患者。

然而花蓮慈濟醫院除了人力窘迫之外，經費也尚未在軌道上，全臺各地的慈濟志工們為了能替醫院省點錢，甚至還輪班到醫院來，一個個滾出醫用棉球、棉棒，甚至連紗布都還是親手一片一片折起來的。也因此，部分醫療設備亦尚未全然到位，他手中的鋼剪就是最鮮明的一例，在臺大骨科，不僅有醫用鋼剪，還有高速骨鑽，但在花蓮慈濟醫院，遇到有如此需求的患者，他必須自己想辦法。

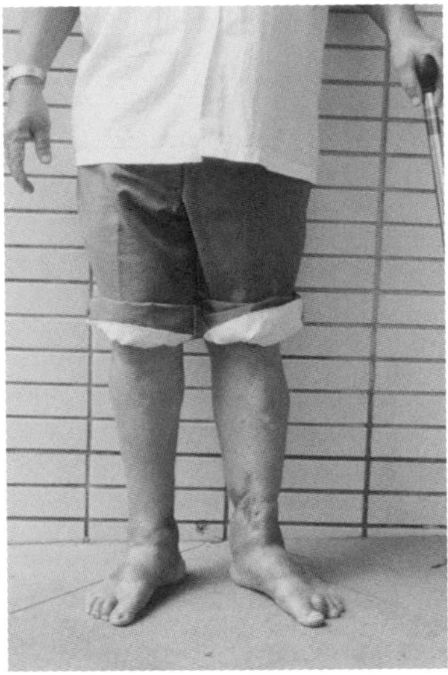

【草創時期】
早年顯微手術多由整形外科擔起重責，但在花蓮慈濟醫院創院之初，由於人手不足，骨科醫師往往得親自上陣。此患者在顯微手術術後恢復良好，每日甚至可步行數公里。圖／陳英和提供

他不由得感謝那段受訓的期間，從老師們身上學到的，不僅只有醫術，還有身為醫者的使命，老師們在設備不夠順手的狀況下，各自運用創意，自行取材、改造，老師能，他也能。

於是有了手中這把與專用鋼剪無分軒輕的大鋼牙。

有虔誠的信仰　就能愛得透徹

人類的骨骼由大小與形狀不同的兩百多塊硬骨所構建而成，這些硬骨分別承擔支撐、保護、運動甚至是儲存與造血的功能，無論是在四肢、軀幹甚至頭顱，不僅塊塊周全，更各司其職，一如一間被稱之為醫院之所在，科室必須齊全，人力必須充足，而設備也該完善。

現在是他就職的第幾個月？時間的腳步過於輕盈，人力不足所造成的疲憊讓他難以聚精會神的計數，然而無論如何，陳英和心裡清楚，這是一間醫院，一間樣樣都不足的醫院，然而卻是他眼前這位身型瘦弱、心臟問題可能隨時掠奪其生命的法師以及他的信徒們，以堅定的毅力、對眾生有愛的信念，一磚一瓦所成全起來的醫院。

他下意識的握緊手中的大鋼牙，回答了法師方才所有的提問：「**醫用鋼剪一把要三萬多元，這個替代品只要一千八百元，而且還很耐用！我現在就要送到手術房消毒，趕緊替病人開刀。**」

法師聽了，點點頭，並以一貫和煦的笑容與他揮別。

陳英和於是又邁開步伐，急急的往手術房前去，等會兒消毒可要花好一陣子的時間，緊接著切斷骨材也需要時間，他誠心的向天主祈禱，願緊接而來的一切，都能順利妥當。

他朝著手術房前進，思緒卻不斷的倒轉，倒回他第一次看見法師那瘦弱身影的那刻，當時法師為了提升東部醫療水準奔走，特地北上臺大，陳英和初見他時，是在臺大醫院的中央走廊上，那身瘦弱的背影令他心中的擺盪剎時停穩，並禁不住上前，告訴法師自己願意去花蓮，也在那句話、那一刻之後，他正式成為花蓮慈濟醫院第一位自願到此服務的醫師。

只不過在報到時，他心裡的鐘擺又微微亂了方寸，於是他坦白的告訴法師：「**師父，我是一位基督徒，可以在佛教的醫院服務嗎？**」

法師聽了，臉上仍是那道猶如春日暖陽般的笑容，「**我不擔心你信基督，我只擔心你信得不夠徹底。**」

在陳英和還沒理出這句話的含意時，法師已經將話給說完，「**從事醫療工作最重要的，就是要對病人付出愛；有虔誠的信仰，就能愛得透徹。**」

第二章

志同道合的戰友

一九九〇年
花蓮慈濟醫院・骨科部會議室
于載九醫師

「**我覺得另一種治療方式可能會更好。**」在坪數不大的會議室裡，即使輕聲細語，也足以讓任何人都聽清楚字字句句，何況于載九現在正在極力說服對方，音量自然比平常大了些。

他們正在討論的，是一位必須執行脊椎手術的患者，脊椎手術可以前開，可以後開，可以只做減壓，也可以做融合，于載九常這麼對學弟說：「**脊椎是知難行易之處，開刀就那幾個方法，但是要不要開？開哪裡？第幾節？前面後面？這才難！**」

他說服的對象，是他的學長。在骨科界有一項不成文的傳統，早他幾年升任主治醫師的對方，不僅是學長、前輩，甚至他還得尊稱對方一聲老師。不過這項傳統放在自己身上，他總覺得彆扭，因此每當有學弟稱他老師，他就會搶在第一時間糾正：「**大家都在學習，只是聞道有先後罷了，我哪有那麼偉大？叫我大哥就好。**」

自此，大哥的稱號伴他一生，無論是後輩、助理或者是開刀房新報到的護理人員，不見得有多少人會稱他一聲于醫師，但大哥反倒叫得極為順口。

但他也心知肚明，自己跳脫得出框架，不見得其他醫師也能，他很慶幸的是，陳英和可以。尤其在這一方空間裡，對方願意與他共處平等之位，只因在討論之中，擱在他們心頭的重量，是患者，而非彼此的尊嚴。

這正是他欣賞陳英和的地方。

而他欣賞的這個人，在聽到他提出的挑戰以及截然不同的治療方式的此刻，正皺著眉頭，不發一語的謹慎思索，思索著他方才提出的治療方式，對病人來說，是不是一個更好的選擇。

第一次見到陳英和時，他們都年輕，那是個皺起眉來不會牽動出更多臉上紋理的年紀。那是他在實習的時候，那一年，長他幾屆的陳英和已經是第三年住院醫師了，雖然還不是一名主治醫師，但手術技巧與謹慎用心的態度，讓老早就打定主意走外科的于載九留下深刻印象。

爾後，由於臺大醫院與花蓮慈濟醫院有建教合作關係，時任住院醫師的他每年都有一兩個月輪派到花蓮慈濟醫院支援，也就與在此服務的陳英和有更多的互動，也讓他訝於陳英和即使在人力與設備都不算寬裕的此地，仍然有能力開創骨科新格局。

例如在花蓮慈濟醫院啟業第二年時，陳英和就成功為一位先天性髖關節脫臼的病人解決長年之苦。

那是一位才三十幾歲的婦人，年少時，先天性髖關節脫臼還沒替她帶來太多苦痛，仰賴假性關節，猶能自在的行走跑跳，然而隨著歲數增長，關節磨損加劇，甚至牽連到脊椎與膝蓋，漸漸的她開始行走吃力，最後幾乎連站也站不穩。

「婦人大腿骨跑得太高、髖臼又低，高低落差將近七公分。」X光片給了陳英和顯而易見的線索，婦人屬高位脫臼，而過往跟在老師們學習的經驗也告訴他，遇見這類的患者，一般骨科處置是更換人工髖關節，並且為其復位，但婦人的狀況相當嚴峻，他想像復位過程中並不會太輕鬆，且若施力不當，不僅復位不成，還可能造成骨折。

1
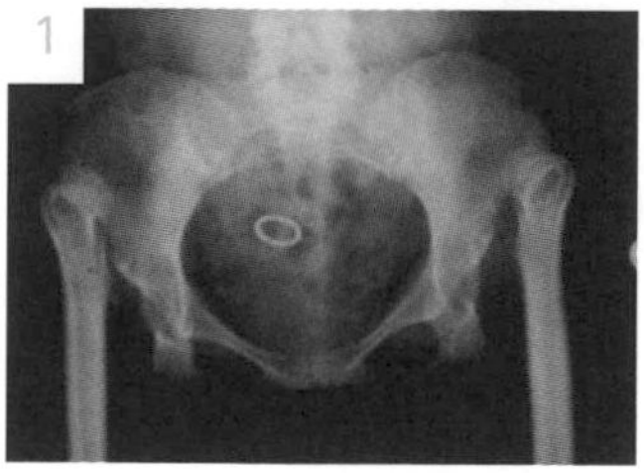
2
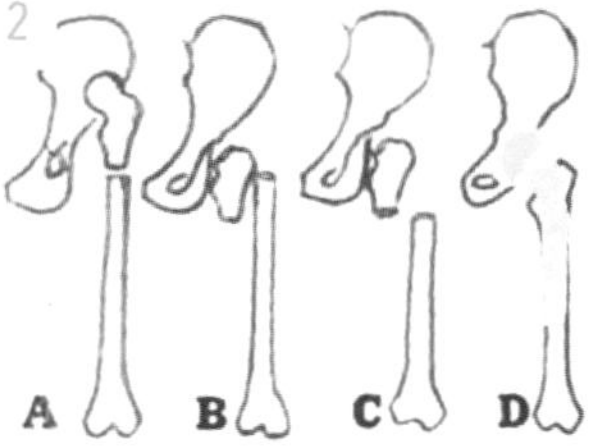

3
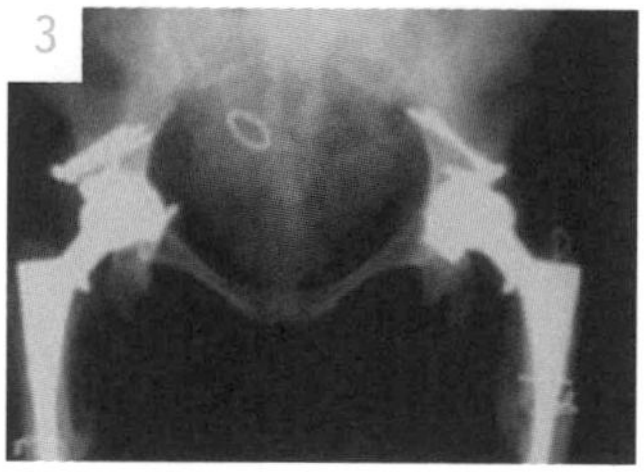

（圖 1）1987 年，花蓮慈濟醫院的陳英和醫師於臺灣骨科醫學會發表臺灣首例——搭用股骨截短術以進行先天髖脫臼之人工關節置換手術。術前 X 光清晰可見高位髖關節脫位。（圖 2）為陳英和於術前親手繪製的手術示意圖。（圖 3）患者術後的脫位關節已經復位，解決病人長年之苦。圖 / 陳英和提供風險一如雨後的風景，鮮明得令人雙眼刺痛，陳英和在心裡告訴自己，最嚴重的狀況還不是骨折，而是觸動旁邊的坐骨神經，甚至可能造成患者長久的垂足。

他必須改弦易轍，老師曾教過他的方式在此時並非是一個妥當且完整的方法，然而他也沒有就此陷入孤寂之境，過往的訓練與學習並未因此全然棄他而去，尤其住院醫師時期完整的骨科次專科訓練更是支撐著他最堅厚的養分，他心想，既然用單一次專科技術無法達成，那麼結合兩個次專科的專業呢？

除了人工關節置換，同時也結合在小兒骨科所習得的股骨截短手術，截斷病人大腿骨的股骨中段約五公分，再挑選合適的人工髖關節置放；他明白，這項「**以股骨縮短及全人工髖關節置換術**」難度高，手術過程的風險也不低，如此創新的人工關節置換手術，在臺灣也從未有醫師做過。

他才升任主治醫師沒幾年，在骨科界，也還是一位年輕醫師，要做這麼一台首開先例的手術，他必須兼具技術、自信以及膽識。論技術，臺大受訓期間的完整訓練，已經給了他足以支撐這台手術難度的養分；而縝密周全的計畫則給了他自信，他已經在腦中反覆思考各種可能發生的狀況並設下停損點，在某個最壞的狀況發生時他會停止動作，雖然手術可能功虧一簣，但至少也不會讓病人的病情比現在更為惡化；而膽識，就在病人苦痛著身與心走進他診間的那一刻起，早就注入了他的心。

住院總醫師　主刀半骨盆切除術

陳英和開口說話了，有別於于載九大咧咧的個性，陳英和則顯得溫和，但開口的語氣卻比方才多了些堅定，在這場討論中，他到目前為止還沒被于載九說服，他認為，自己所主張的治療方法比起于載九方才所建議的，要來得更為周延一些。

于載九聽了並不氣餒。陳英和那場全臺首創的「**以股骨縮短及全人工髖關節置換術**」成功時，他還沒來到花蓮慈濟醫院任職，可是光是耳聞，就足以讓他對陳英和的敬佩與肯定向上堆疊。

他也曾想，如果換做是他，他會怎麼做？這個揣測，沒有花他太多琢磨的時間。

前些時候去打球時，一位在臺大復健科服務的球友初見他，就指著他驚訝的說：「你**就是當年的那個于載九？**」

這句驚呼背後的那個事件，已經回答了方才的自問。

那是他在住院醫師第四年所主刀的一台手術。當時復健科送來一位嚴重褥瘡的患者，不僅皮肉潰爛，甚至還侵入骨盆，於是依流程先照會整形外科，然而得到的卻是為難的拒絕，而後又照會骨科，也接連被兩位骨科主治醫師表示無能為力。

眼看這名患者將會成為復健科病房裡永遠都不會離開的「死床」，復健科總醫師想，他大可以就此上呈，然後日復一日的照顧著病人的褥瘡，維持著基本的生命，可是最終的命運真的只能朝著這般無奈落腳嗎？

他想翻轉，想替病人尋覓有別於命運的機會，於是他寫了照會單給自己在骨科的同學——骨科部總醫師于載九，雖然于載九只是一名住院總醫師，但在當時，臺大醫院給了住院總醫師足夠的權利，他們不僅可以自己收急診患者，也能為病人開刀，如果夠自信，也夠有膽識的話。

照會單送出去不久，他很快就收到于載九的回應，既簡潔又扼要，「**你給我幾天的時間。**」

于載九在回完訊息之後，便著手開始查找文獻，印象中，他曾在一篇文獻資料中看過相同的病例，於是他和學弟分頭尋找，果不其然，很快就找到了兩三篇相同病例的文獻，可喜的是，其中一篇還詳細載明手術的方式與步驟。

一遍又一遍的仔細閱讀，一次又一次的在腦中模擬所有的手術步驟，于載九心中的信心陡然升起，他始終堅信，只要清楚該手術的邏輯、熟悉步驟，開刀並不是那麼難，即使他這位病人要進行的手術，不僅他的老師沒做過，臺灣骨科界前輩也沒人做過。

他把病人轉到骨科，並預約了手術室，手術名稱為「**半骨盆切除術**」，此手術創傷大，切除範圍廣，術中必須得特別留意失血狀況以防發生休克。

他怕嗎？他問過自己這句話，答案一體兩面——他怕，但他也知道，他一定會在手術過程中克服內心的恐懼；但他也不怕，因為他已經做足功課，並將所有可能發生的狀況與應對方式都通盤的想過了，他有足夠的信心可以安然走下手術台。

最後，于載九成功了，手術順利在預計的時間中結束，而病人也在術後兩個月，踏著穩健的腳步迎向院外的燦爛暖陽。

信與任之間　讓一加一大於二

那台手術至今仍在骨科界中流傳，然而眼前的陳英和卻仍未認同他方才的提議。于載九並不氣餒，他明白陳英和思慮周延，自己身為他的同事，大可以毫不動腦的全然相信陳英和的所有決定，然而他也深信，一加一必能大於二。

在人體骨骼中，肩胛骨是複合肩關節中最大的骨骼，與其相連的是為數眾多的肌肉，不僅可以加強穩固手臂與身體的連接處，以達到支持的作用，也能讓手臂移動的動作更加穩定流暢且不易受傷。

肩胛骨肌肉群有時會同時作用，有時則會相互對抗，目的都是為了讓手臂自由、安全且穩定的移動。同理，同為骨科部的醫師，陳英和與自己的存在，就是肩胛骨的肌肉群，他們的意見無論是一致或是抗衡，都是為了保全患者的健康與手術安全。

對於這位學長、這位老師，于載九打從心底喜歡他也敬重他，對朋友，他誠實；對同事，他不藏私也不耍心機；對病人，他更是用心謹慎，因此也廣納意見，只要能給病人最周全的治療，他不介意讓學弟、徒孫挑戰自己。

因此當陳英和開口要他過來花蓮慈濟醫院骨科部任職時，他沒有一絲猶豫，也沒有半點琢磨，想也沒想就一口答應，之於他而言，醫師到哪一間醫院，只要有病人、能開刀，也有好的同事，那裡就是安身之所在。

過了好一陣子，他們終於在彼此不同的意見中取得讓兩人都能心滿意足的平衡。當他們踏出會議室，並走往不同方向準備到病房巡房時，陳英和回過頭來叫住了于載九：「**九哥，今晚要不要來我家吃飯？**」

于載九咧開嘴來露出笑容，笑著陳英和輩份比他高、年紀比他長，還是跟著別人稱他一聲哥。「**去，當然去！**」

第三章

考驗與機會的年代

一九九一年
花蓮慈濟醫院・骨科門診
陳英和醫師

坐在骨科部門診診間，陳英和正埋首案桌，仔細的將前一位病人的病歷寫明、寫清，他將手速加快，因為門診護理師已經將手搭在門把上，準備打開門呼喚下一位患者進來了。

這是他來到花蓮慈濟醫院的第五個年頭。三年前他有機會離開，但他沒有走。

當初雖是自願前來，但臺大醫院仍然替他保留院內的職位，依照建教合作規定，只要在花蓮慈濟醫院任職兩年，回臺大即可無條件升任主治醫師，他有機會回去的，可是他並沒有選擇這一張人人趨之若鶩的入場券，反而選擇繼續留在花蓮慈濟醫院。

這個抉擇，有人替他惋惜，有人覺得不可思議，只有他自己心裡明白，這並非是個不夠睿智的決定。

病人走進來了，陳英和屏氣凝神，他的手開始痠了，慶幸的是，前一位病人的病歷還差幾句話就可以寫完了。雖然他幾乎將所有的注意力都放在前一位患者的病歷上，但眼角餘光還是能穿透專心的屏障，不由得分了些心給剛進診間的患者。

患者安安靜靜的走進來，沒有催促，一如大多有禮的病人，只是有些事情很奇怪。

「病人怎麼不抬起頭來？為什麼都要彎著腰走路？」他納悶著想。

終於，他將前一位病人的病歷都處理妥當了，一抬眼，方才的滿腹問號有了解答。剛走進來的婦人不是刻意不抬起頭，也並非想要維持鞠躬的姿態行走，而是嚴重的病症導致她不得不以如此令人為之側目的樣貌碎著步伐走進來。

陳英和微微愣怔，他並非不曾看過這樣的患者，幾乎是在第一眼的那一秒鐘裡，他就知道婦人罹患的疾病是「**僵直性脊椎炎**」，這是一種脊椎與下肢關節的發炎性疾病，包括頸椎、胸椎以及腰椎，都可能因為發炎而讓脊椎與脊椎中間原本飽富彈性的椎間盤逐漸硬化，隨著硬化過程，脊椎會逐漸彎曲。

只不過，他還從未看過如此嚴重的案例。

過往在住院醫師時期，陳英和也曾跟著老師動過幾台僵直性脊椎炎的手術，將椎間盤後方的面關節打斷，再將彎曲的脊椎扳正。然而，那幾台手術的成功並非沒有但書——患者的椎間盤必須要保有些許的彈性。他在心裡祈禱，希望眼前這位婦人的椎間盤還能保有讓手術成功的要件。

他趕緊動手作業，替婦人開了一張X光照射單，等待的過程很是焦急，當X光片沖洗出來再送回門診時，他迫不及待的拿起X光片，仔細的判讀。

「**妳外表看起來像是有九十度的彎曲，不過實際上量起來，彎曲的弧度大概是六十度左右。**」他對婦人說，雖然比想像中輕微，但實際上，這麼嚴重的狀況也是相當罕見，更為遺憾的是，婦人的椎間盤幾乎完全硬化，老師的方法已經不再適用，即使勉強進行打上釘子，過不了多久脊椎的受力還會是迫使釘子鬆脫，脊椎又會彎了下來。

婦人只是安靜的聽，不發一語，陳英和只聽得見她因為脊椎彎曲導致呼吸不順而發出的微微呼吸聲。他看不清彎駝著背的她是什麼表情，只能看見她的眼睫毛眨呀眨的，拍動著緊張與不安。

陳英和猜想，或許婦人正揣著惴惴不安的心情，等著他宣告自己的無能為力，然後她便會無奈的收下他的歉意，一如過往走出其他診間那樣，讓沉重的失望將她彎駝的背壓得更低。她的名字有個「幸」字，但自從發病之後，她就愈來愈少有機會能品嚐幸運的甘甜，僵直性脊椎炎替她帶來的，注定都是不幸。

但陳英和沒有對她說抱歉，也沒有告訴她現代醫學對此無能為力，只是問：「**妳有什麼想法？**」

「**我希望……**」她的聲音很小，因為她知道自己將要抛出的話語，是一條名為強人所難的繩索，「**看看是不是有辦法可以矯正。**」

她無法抬頭，看不見醫生的表情，但這樣也好，她就不會看見他的為難。她以為自己提出來的強求會迎來一聲嘆息，但出乎意料的是，隨之飄盪在診間裡的字與句，是希望的象徵。

「**給我兩個禮拜。**」陳英和對她說：「**兩個禮拜後妳再回診。**」

經椎弓切骨矯正術　為患者找希望

當X光片上顯示阿幸的椎間盤已經硬化時，陳英和心裡就有了底，他在記憶的倉庫裡仔細搜索，絲毫不費力的就找到了一九八九年在臺灣骨科醫學會上，來自香港大學的梁智仁醫師所發表的個案報告與手術方法。

他必須對自己坦白，那是一場他聽過之後就塵封心裡，至今都未曾再取出反覆咀嚼思索的演講。但阿幸的出現，讓這段塵封的回憶再次現身，因為唯有這段回憶裡所闡述的方法，才有可能讓阿幸彎曲的背重新挺直。

梁智仁教授是聞名國際的骨科醫師，當時他提出以「**經椎弓切骨矯正術**」為患者變形的脊椎進行矯正，根據幾何學原理進行楔型切骨，以三角形的形狀切除部分脊椎，讓骨頭擁有矯正的空間，以利進行扳正，最後再以鋼釘固定。

這場演講，讓台下的醫師，包含陳英和都嘆為觀止。然而脊椎切骨矯正手術在全世界的骨科界尚在萌芽與討論階段，並不普遍，隨之而來的風險也相當高，即使這場演講已經過去兩年了，全世界發表的案例也相當稀有，臺灣也沒有一位骨科醫師動過如此手術。

此時的臺灣醫療環境猶如春天的草原，正噴著象徵希望的花粉，醫療技術正走向開拓之路，也意味著在此之前，許多因久病難癒，而讓輕症逐步轉為重症、難症的患者，有機會能摘下象徵痊癒的希望之花。

生長在這樣的年代裡，陳英和雖然將接受諸多的挑戰與考驗，同時也沐浴在機會之中，阿幸無疑就是他的挑戰，也是他的機會。

阿幸的狀況讓陳英和別無可選，他深知，只有經椎弓切骨矯正術才能改變阿幸未來的人生，他禁不住的開始想像她能抬頭挺胸的樣子，那扇睫毛底下的眼睛該有多明亮。但前提是，他必須要成功。

兩個禮拜看似很長，但陳英和要考慮的事情太多。

首先他必須研究經椎弓切骨矯正術的步驟與順序，並且演練實際可能發生的各種狀況，切骨之後，如果遇到神經擋在前方而無法繼續前進時該如何是好？又或者，拿掉預定要取出的骨頭之後，要折斷的骨頭卻折不斷也壓不斷時，又該怎麼辦？問題很困難，但作法其實也很簡單，他告訴自己，當無法繼續前進時，他必須當機立斷，將手術方向轉往骨折固定手術，即使如此一來，也代表著無法幫助阿幸抬頭挺胸，但至少不會造成神經損傷以及癱瘓等更嚴重的風險。

安全性確認無虞後，陳英和的考慮從醫理轉向倫理。

「這個手術非開不可嗎？非要我開不可嗎？」他逐一確認，仔細查找全臺骨科醫師中，是否有人會這項技術。他不斷的告訴自己：**「如果有人會，為了病人，我還是應該要把病人送走。」**

他得確認，自己做這項臺灣首例的經椎弓切骨矯正術，其背後沒有半點好大喜功的私心。身處考驗與機會兼備的年代，陳英和告訴自己必須得莫忘初衷，恩師那句「Orthodox」就像面明鏡，放在他的眼前端照清明。

小腿有兩塊長骨——脛骨與腓骨。之於他而言，在每一個創新的發想中，「不危急病人生命」就像是連接股骨下方主要承受體重的脛骨，而「不為私心」就是另一個支撐著小腿的腓骨，雖然細小，卻同等重要，也缺一不可。

駐足花東　最美好的決定

幾個月後，阿幸再度走進陳英和的診間，這一次，她腳步輕盈，陳英和一抬眼，就見她那一雙明亮的眼中盈滿了笑容。

幾個月前，那場首開全臺先例的手術不僅成功，同時也讓陳英和的診間變得更熱鬧，透過媒體的報導以及口耳相傳，來求診的骨科病患變得比以前更多，也讓他能休喘的時間變得更為稀薄。

他早已經是主治醫師了，但卻還像住院醫師般，幾乎天天都往醫院跑。但他還是滿心的感謝，感謝從花蓮慈濟醫院第一年啟業至今，臺大每年都派遣資深住院醫師來此支援，也感謝在第二年時，另一名骨科醫師謝沿淮的加入，直至今日，整整五年過去了，骨科團隊也愈來愈堅強，許世祥、于載九以及黃盟仁等主治醫師陸續加入。

人手多了，但卻也更忙了，不過他甘之如飴。

1
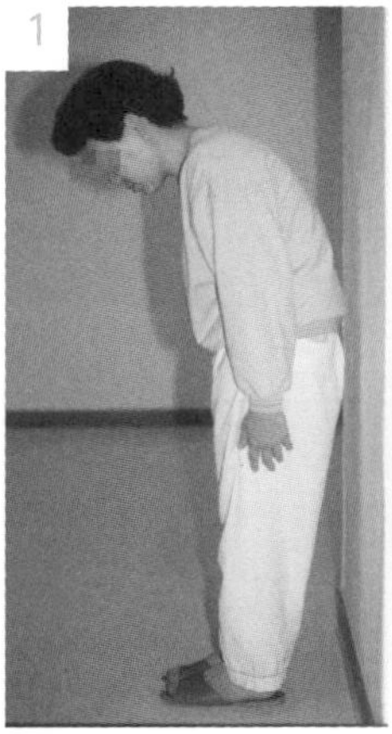
2
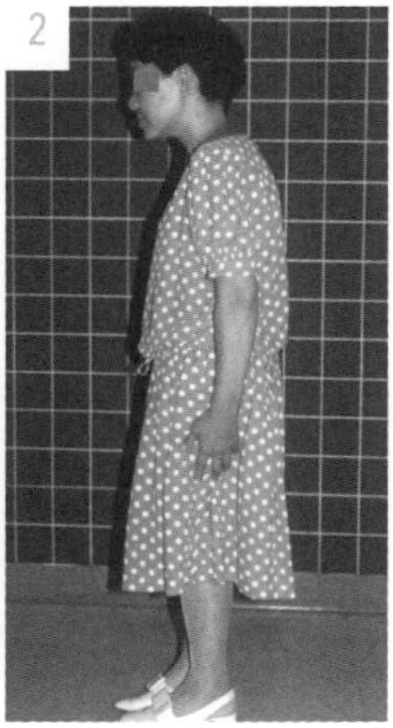

【僵直性脊椎炎的診治】
1991 年，罹患僵直性脊椎炎的阿幸，脊椎彎曲的弧度約六十度左右，是相當罕見的嚴重病況，且椎間盤幾乎完全硬化（手術前如圖 1），陳英和醫師執行全臺首例的「經椎弓切骨矯正術」，手術後，阿幸終於能抬頭挺胸的走路、展露笑容（圖 2）。圖 / 陳英和提供

「你要回來臺大了嗎？」三年前，當他在這裡服務屆滿兩年時，臺大醫院的一聲詢問，給了他選擇的機會，就世俗的眼光，他應當回去的，回到那個人力、支援與設備都齊全的地方。

但心裡有個聲音悄聲告訴他，如果回去了，他可能就此被限縮在某個次專科的領域中，其他次專科將會漸漸因為沒有經驗與機會而生疏，他沒有辦法為病人做得更多。

「陳醫師，你看！」如今阿幸不僅能挺直她的腰，也能在診間跨開步伐走路，每一步，都踏出強而有力聲響，甚至連說話的音量都比以前大聲翻倍。

看著她，陳英和心裡湧起的，是無憾。他慶幸自己三年前的決定，這才讓他能遇見阿幸，並為與她相同病症的患者開創人生的幸福。

第四章

人工關節新世代

一九九四年
花蓮慈濟醫院・手術室
于載九醫師

在這個骨科急速發展，論技術、知識或是手術器械都不斷在推陳出新的年代，手術室也不意外的，始終都保持著一定程度的活絡。

陳英和與于載九今天都有刀，排定的手術時間相去無幾，兩人相隔一道牆，以同樣專注的姿態謹慎快速的劃開患者的皮膚。兩間手術室的空間、陳設大同小異，然而即使相同之處不少，異同之處更是鮮明，尤其是手術房裡的氣氛，可謂截然不同。

陳英和的手術房裡，除了機器運轉以及器械替手的聲音，幾乎別無其他，沒有音樂、沒有與手術無關的多餘話題，每一個動作都以運籌帷幄的姿態，踏著穩健的步伐進行。這是一間安靜的房間，眾人在謹慎中繃緊神經的房間。

牆的另一邊，于載九也正專注在眼前，他的動作飛快，沒有一絲的遲疑，彷彿已經在腦中演練過百次、千回，而伴著他所下刀的每一個動作，是一句句的提醒，提醒跟刀的助手醫師，必須注意某個可能疏忽的環節，也必須掌握他長年經驗中所體悟出的技巧。這是一間看似熱鬧，卻令人不得不強打起精神的房間。

「**大哥，你都不怕學生把你的技術全學完，比你還強怎麼辦？**」偶爾，有人會在下刀之後，逗趣的笑問著他。

于載九聽了，也只是回以一笑，望著隔開他與陳英和的那堵牆，他想著，他那台刀不知道進行到哪裡了？等著他下刀，他有事要找他。

于載九喜歡花蓮慈濟醫院的工作氛圍，或許也能這麼說，他喜歡和陳英和共事。他與陳英和的個性看似截然不同，教學方式也不盡然一樣，但他們對於醫學新知的追求以及對學生的期待都是同等的熱情，陳英和從不怕後輩學，他也是，「**我從來不怕學生學，因為我明天會比今天更好！**」

命中帶刀　為社會發聲的醫學生

兒時，于載九的母親曾帶著他去算命，算命師端詳著他的命盤，久久不語，再抬起頭來，眼裡裝載著懇切，「**這孩子，你一定要好好的教育他。**」

于載九的母親耐心的等著，等著算命師把話說全，為人父母，心裡多少還是冀盼能聽到成龍成鳳的好消息。但算命師緊接而來給她的回答，只滿足了她一半的冀望。

「**這孩子命裡帶刀，以後端看造化。他有三條路可以走。**」算命師選擇從令人不安的未來開始談起，「**他可能會是個屠夫，殺豬的；他也可能會成為流氓，殺人的。**」

于載九的母親依舊選擇靜默，那句端看造化她聽進去了，因此眼下她盼著最後的那條路，會是條光明大道。

「**他也可能成為醫生，握刀救人。**」

二十幾年後，即使父母因為忙於餐廳生意，但于載九還是憑藉著優異的成績，一路考上臺大醫學系，未來，注定著他將穩穩妥妥的當個醫師，然而或許是命格影響，命中帶刀的他總不吝於挑戰，挑戰自己，也挑戰別人。

例如在蔣公誕辰紀念日時，全校學生配合老師的指令，跟著呼喊：「**蔣總統萬歲！**」唯有于載九邊大聲叫著父親的名字，邊忿忿不平的告訴身旁的同學：「**奇怪了，蔣經國他老爸生日，全國就要放假，我老爸過生日，怎麼就不放假了？**」

而後考上臺大醫科，于載九除了唸書、學醫術，在民主意識逐漸攀升的年代裡，即使在戒嚴體制下，他仍為二二八事件不平的大聲疾呼；身處黨禁、報禁的箝制之中，他仍提起膽寫了篇關於韓國政局的文章，投稿黨外雜誌《海潮雜誌》。

因為正義感與率性，于載九屢次被教授叫了去，懇切的叮囑他：「**你啊！就好好唸書，以後老老實實的當個醫生，別碰政治！**」

但他沒把教授的話聽進心裡，依舊成天高喊著：「**民主、自決、救臺灣！**」

從臺大醫學系畢業時，看著手中的畢業證書，連他自己都深感不可思議，「**我還可以安安穩穩的當個醫生沒被抓走，真的是運氣好！**」

挑戰之後 解方尋求

于載九終究還是順著命理走上了醫者之路，只是即使在住院醫師時期，他依舊不願做個甘於現狀、順從指示的學生，屢屢衝撞體制與既定思維。

在他擔任住院醫師第三年的時候，院內正打算投身新型人工膝關節手術，並請來國外對這類手術經驗頗為豐厚的醫師前來教學。台上，講師清楚表示，此新型人工膝關節手術關鍵在於將膝關節的前十字韌帶與半月軟骨移除，以方便讓手術視野更加清楚，「**不過，我們還是保留後十字韌帶，所以這還是可以稱之為是解剖型膝蓋，術後將能一如自體膝蓋那般活動。**」

坐在台下，于載九心裡的疑問愈滾愈大，疑惑不停的隨著脈搏跳動，就他認為，前十字韌帶與後十字韌帶一如陰與陽，陰陽同時存在才能相互調和並發揮功能，單獨存在並不會發揮功用，「**後十字韌帶怎麼能代表全部？**」

於是在講者下台之後，他快步跟上前去，提出自己的疑問：「**這個手術把前十字韌帶拿掉，也把半月軟骨拿掉，只保留後十字韌帶，這怎麼能稱做是解剖型膝蓋呢？**」

講者看了他一眼，眼光停留短短不到一秒鐘，便不發一語直往前走。于載九沒有追上去，他選擇識相的停下腳步，他確認方才對方有聽到他的提問，也確定對方透過他年輕的外表，得知他只是一名住院醫師。他揣想，對方是因為他太過年輕而不想回應，又或者是根本難以給出一個令人滿意的回覆？

這個疑惑雖然始終沒有獲得解答，但在爾後，于載九透過親眼實證，在病人身上驗證了這項手術絕非號稱能像「平凡人膝蓋」的解剖型膝蓋。

起初，醫師們為病人取下前十字韌帶與半月軟骨，完成講者所教的新型人工膝關節置換術，然而不多久後，醫師們就發現，沒了前十字韌帶的支撐，患者在術後行走時，小腿會一直往前滑動，進而影響行走，因此漸漸的，他們選擇在術後為患者重建前十字韌帶，以維持步行時的穩定性。

起初這樣的應對方式看來很是成功，但卻終究敵不過時間的考驗，一兩年後，患者再度因為膝關節疼痛難耐回診，X光片上清楚顯示，後方的聚乙烯幾乎就快要被磨光了。

「我們不可能重建出功能一如原有的前十字韌帶，解剖型的重建是不可能了，那我們還能做什麼？」

對醫學的探究，他是斤斤計較的，一如頭骨。頭骨由二十二塊骨頭組成，除了下顎骨外，其餘骨頭由骨縫相連，雖稱為「縫」，但卻只能有些微幅度的運動，以提供腦內器官與神經等周全的保護。對于載九而言，在醫學上，無論是治療或是手術，也應當如此。

于載九將心中這個一時找不到解方的提問寫在便條紙上，並將之貼在電腦螢幕的邊框。這是他的習慣，只要遇到病人預後不佳，或是遇上難以解開謎底的困難病症，他就會把問題寫下來並貼在電腦螢幕的邊框，這麼一來，每一次當他在電腦前坐下來，這些字條就不停的提醒著他，必須要趕緊找出方法，否則病人只會陷入在不停輪迴而找不到出口的苦痛之中。

有些字條很快就因為找到解方而被移除，但有些字條卻始終貼在相同的位置上，直到邊緣被空氣的濕氣浸潤而捲翹，一如這個僅只有後十字韌帶保留的人工膝關節置換術。

于載九直到升任主治醫師幾年之後，才終於找到了方法。

「既然解剖型的重建不可能，那麼我們就做功能性的重建！」為了補償前十字韌帶與半月軟骨所提供的穩定度，于載九嘗試將後方墊片增高，這一試，果真一如所想！病人在術後不僅能正常行走，甚至能跑、能蹲、能跳，即使過了好些年，也不再因為磨損而重回診間。

無畏面對　投入人工關節研發

被于載九貼在電腦螢幕邊緣那些對於人工關節所提出的難題，沒有因為解決了前十字韌帶移除而停止。

方才離開手術房時，他帶回了從病人身上取下的人工關節，回到辦公室之後，他拉開牆角的鐵製檔案櫃，把手上這套才剛從病人身上取下的人工關節放進去，與其他的人工關節一起。

接著，他在電腦桌前坐了下來，振筆疾書，不一會兒，一張紙條就被他貼上了電腦螢幕的邊框。

隨著小紙條幾乎就要將電腦螢幕繞出一個圓，他辦公室的檔案櫃裡，也堆了愈來愈多從患者身上取下的人工關節，有人工球、骨柄，也有髖臼杯以及一些零件，材質從鈦合金、鈷鉻合金、不銹鋼以及耐磨損的聚乙烯，應有盡有，琳瑯滿目得幾乎就要刺痛他的雙眼，因為這一個個都象徵著失敗。

抽屜裡的這些人工關節，都是病人在裝上幾年後因為鬆脫、不適，而再回來請他幫忙換除的，有一部分是他裝上去的，有一部分是其他醫師裝上去的。

他總告訴學生，多年來對於人工關節置換術，他從經驗中歸納出九字訣——打得緊、放得正、戴得久，可是，總有一部分的患者，無論他打得再緊、放得再正，那些人工關節在他們體內卻都戴不久。

「**真的永遠假不了，假的永遠真不了。**」他喃喃嘆息，人工關節的發展大致上要從他住院醫師時期算起，當時全世界才正要開始啟動這項技術，至今還沒幾年，不僅理論基礎尚未完全，目前臺灣所用的產品也大多由西方國家進口，無論在功能或是尺寸上，都還有許多進步的空間。

他有正當的理由支撐著自己，不用因此而氣餒與心急。但是當病人一個個的來，苦於相同的原因而無法獲得解方，他不願讓自己只能深陷泥沼，因此當前幾年廠商找上他一同研發符合亞洲人身形尺寸的人工關節時，他想也不想就點頭同意。

他深知，這不是一個輕鬆的任務，也絕非幾週、幾個月或是幾年就能完成的任務，可是他想挑戰，很想！

打開電腦，拉出檔案，他與廠商以及其他醫院的幾位醫師一同研發的人工關節已經在最後階段了，如果順利的話，很有機會就在今年對外發表並應用在患者身上。

在電腦前又修正了幾處細節，于載九這才心滿意足的將目光撇離電腦螢幕，在此同時，桌上的一本書，同時躍入他眼簾，這是他等著陳英和下刀後，要送給他的書。

他喜歡看書，看最多的是醫學相關的文獻，但除此之外，他也看別的書。最近他就看到一本好書，好看到他迫不及待要與陳英和分享，書名是《曼德拉傳》，講述南非第一任民選總統曼德拉，以智慧、勇氣以及無所畏懼的信念，帶領人民對抗種族隔離政策的歷程。

如今他聽從教授的話，好好的當一名醫生，但骨子裡那滿懷挑戰的基因，或許從來就沒有因為身上的這一襲白袍而被蓋滅，反而持續以另一種方式，在他體內拍動著蓬勃的音符。

第五章

以病為師

一九九五年
花蓮慈濟醫院・手術室
于載九醫師

不安的情緒朝著所有人席捲而來，緊張的氛圍籠罩著手術室，這不是一台大家能稍微放鬆肩膀應對的刀。

主刀醫師選擇用前開的方式執行這台脊椎手術，很少有骨科醫師會如此，雖然前開的接觸面大，能將醫材放得更正、更穩，但也因為血管多，稍微一不慎就可能碰傷血管而引發大出血。

于載九正謹慎的綁著血管，這一步風險極高，但如果做得好，就能避免掉一些因為之後手術動作而碰觸到血管的機率。

「大哥，你不怕嗎？」

上一台同樣是前開脊椎手術的刀結束之後，學生這麼問他。

「**我當然會怕。**」他輕笑出聲，再怎麼膽大，他畢竟是人，即使是當年在學校為民主發聲而險些被抓走的恐懼，也不及現在當醫生，在每一台手術台上為一條命而拼盡全力時，他更害怕。

學生正等著他繼續往下說。

「**我怕，但是我會忍耐，我會學習忍耐怕。**」每一回，于載九總是強忍著瑟瑟發抖，盡可能不去讓強烈撞擊胸膛的心跳聲化作恐懼，他穩著自己的一雙手，讓心跳成為鐘響，逼自己更加清醒。他明白，雖是風險極高，然而這麼做，對病人的預後會更好，那麼為什麼要因為恐懼而捨棄？

外科醫師天生就是得承受壓力。

眼前的這一台刀順利結束時，大家都鬆一口氣。但于載九還不能輕鬆，胡亂的灌了幾口咖啡，他急急的跟住院醫師窩進會議室，討論著幾天後住院醫師即將承擔主刀之責的第一台刀。

那是個人工關節置換手術，是于載九的拿手絕活，住院醫師跟在他身邊學習幾年，學最多的自然也正是人工關節置換手術。他明白學生在這方面的知識與能力都已經具足，但這場會議還是得開。

他的提問，一句句都像是理則學式的辯論。

「傷口為什麼要劃直的？又為什麼是十三公分，而不是十五公分或是七公分？」

「進去之後，為什麼要劃中間，而不是旁邊？」

從劃開皮膚到最後的縫合，他都要學生逐一的向他解釋，為什麼而做？又為什麼這麼做。

「你一定要懂得這麼做的原因，而不是因為我要你這麼做。」他可以對學生就像兄弟，可以讓學生喊他一聲大哥而非老師，但是在手術台上，他交出去的，是一條命，還有醫學的未來，「如果你沒有搞懂，那你就永遠都不會進步。」

他雙眼炯炯，望向學生那一眸就像把刀，他的話更是，「當外科醫師不是那麼好當的，我們是在玩人家的命！」

百分之一的失敗 是病人的全部

于載九雖然性格爽朗，直言直語，但很多時候是大而化之的。

他的脾氣就像一陣風，學生被他破口大罵的時候不多，往往對事不對人，尤其是對病人不負責任的時候。

有時候他想起前幾年的那位住院醫師，心裡還是有氣。

他放給他的那一台刀是特別挑過的，患者病況穩定，手術單純，以他的經驗與學習進度看來，這台刀雖有挑戰，但應當還是游刃有餘。于載九信任自己的學生，也相信自己的判斷，因此他安心的在手術房外等著結束。

好消息先是傳進他的耳裡，過程雖稱不上行雲流水，但是手術非常的成功。

他踏著愉快的步伐找到了剛下刀的學生，開口先是稱讚，再問：「**病人的X光看了嗎？狀況如何？**」

回應他的，是一臉的疲憊與心虛，「**我還沒去看……**」

方才的愉悅消失殆盡。

于載九即使沒有破口大罵，銳利又憤怒的眼神就已經足以將學生嚇得瑟瑟發抖。

「**你怎麼可以不馬上看他的X光片？**」于載九說出口後，很快就發現這句話問得毫無意義，因為無論是什麼樣的回答，他都不會滿意，也不能接受，「**我不僅會馬上看，甚至會在手術後親自推著病人去照X光，為什麼？為的就是要第一時間確認手術是成功的。**」

成功兩個字筆畫不多，但在手術台上，每一筆都是難以攀登的高峰峻嶺。有時病人會問于載九，「**手術的成功率是多少？**」他的回答始終如一，「**一半一半。**」

「跟坐飛機一樣，要嘛平安上去再下來，不然就是飛上去之後不幸掉下來摔死。」

他試圖在回答中給一些笑容，免得病人更加不安，**「或許這個手術的成功率是百分之九十九，但搞不好你就是那個百分之一，那對你來說，失敗率就是百分之百。」**

話說來似是繞口令，但聽者無須費力氣琢磨就能意會，**「你如果相信我，就給我開，我會盡心盡力；這架飛機上，我是機長，你是乘客，掉下去了，我會先死。」**

有時，問他成功率的，是醫界同行，他反而會回以一問：**「成功率如果是百分之九十五，就很好嗎？我們該想的，不是百分之九十五的成功，而是百分之五的失敗，那百分之五搞不好就是五十個家庭、一百個家庭，就這樣被一場手術給毀了。」**

以病為師　生命的重量

于載九試圖將過去那一段不快的回憶抹去，並給自己跟眼前的學生一些信心，相信幾年前那位住院醫師所犯的錯，他不會再看見。

對於第一次主刀的手術，無論步驟或是原理、可能出現的棘手狀況，甚至是加護病房要不要先訂下來等細節，在一問一答之間，他認為學生已經有了具足的把握與計畫，但他還是想給個最後的提醒。

「你朋友家養了條狗，他出國時把狗交給你照顧，你會不會好好照顧？」

突如其來的話題，坐在他對面的學生雖是一愣，回過神來，下意識的點點頭，「當然會。」

「同理，病人把一條腿、一條命交給你，你會好好照顧他嗎？」他將後背重重的往後一靠，椅子發出了抗議的尖銳聲響，這一聲像極了他前些日子在慈濟大學醫學系對台下學生的大聲疾呼，那是一堂醫學倫理課，「你們穿上便服時，要吃喝嫖賭我都不管，我也不求你們要當個像史懷哲一樣的聖醫，但是當你們未來穿上白衣服的時候，就要擔起責任來，當一個盡責任的醫生，無論是對病人或是自己，那麼你們這輩子就能睡得安安穩穩。」

法國醫師 Nicolas Andry 於 1741 年出版《Orthopédie》一書，探討孩童脊椎與骨頭畸形的預防與矯正，此書封面畫了一棵枝幹歪曲的小樹，象徵著孩子扭曲變形的脊椎，而樹幹上則一圈一圈的用繩子將之綁在一根直柱上，象徵著矯正，這幅圖片後來成為骨科學的象徵，也是世界各國骨科醫學會通用的標誌。

脊椎，支撐著身體大部分的重量，之於于載九而言，身為一名骨科醫師，要學會的不僅只是截彎取直、矯正助行的工作而已，他認為，當個醫術好的醫生不難，但要當個好醫生卻不簡單。

「當一位好醫師之前，必須先當個好人，否則技術再好，也不過是一個醫術高明的壞人罷了。」最後，他給了住院醫師一句誠摯的建議，「你要把這個病人當成是你的爸爸、你的家人，那麼這台刀，你就不會馬虎對待。」

眼下，于載九該教的、該說的，都教盡也說全了，看了看時間，方才手術的病人也該從麻醉中清醒過來了。他站起身來，順了順白袍，此刻，他必須扛起這一身白袍的重量。

轉過身，開了門，他的腳步直直往病人的病房去，他要在病人醒來之後，立刻確認他的術後狀況，確認一切安然無恙，不過這還不夠，明後天他還得來探望，即使明後天是週末。

想到此，他驟然的停下步伐，回過頭去，再次出聲提醒：「還有，除了把手術做好，病人住院期間，你一日要去看他三回。要記得，躺在病床上的，也都是你的老師。」

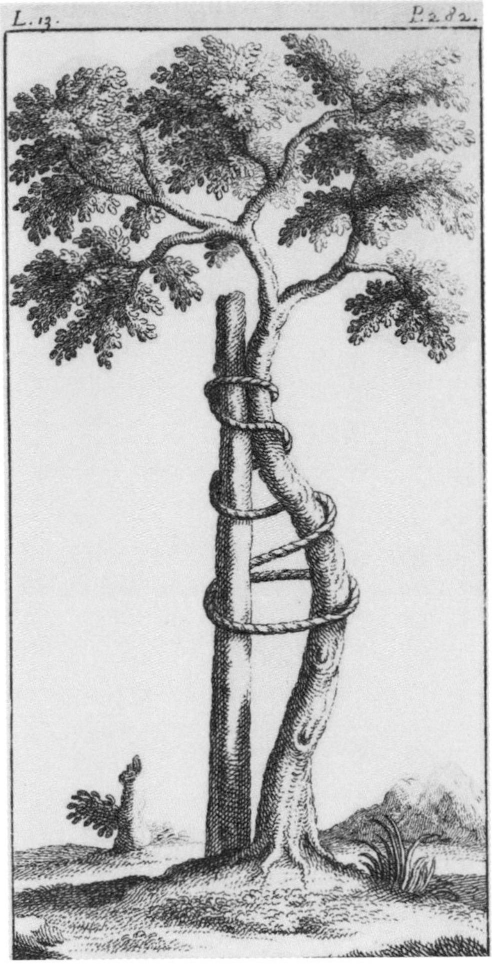

骨科樹（the orthopedic tree）——以粗繩把彎曲的樹幹綁綑在垂直的木棍上，讓小樹慢慢變直，此圖最早出現於 1741 年 Nicolas Andry 的書中，具體顯現骨科（orthopedics, 畸形矯正）的初始概念，時至今日已成為骨科界最經典也最具代表性的符號。

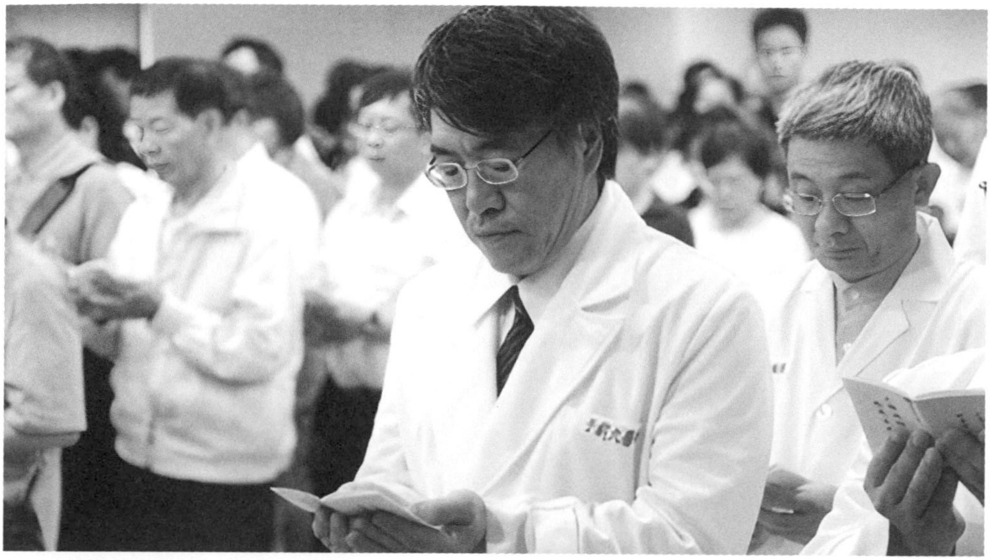

鮮少受訪也不愛拍照的于載九醫師（右二），於慈濟大學結合 2012 年國際慈濟人醫會年會舉辦「大體模擬手術」啟用儀式中，為大體老師誦經祈福。圖 / 慈濟基金會提供

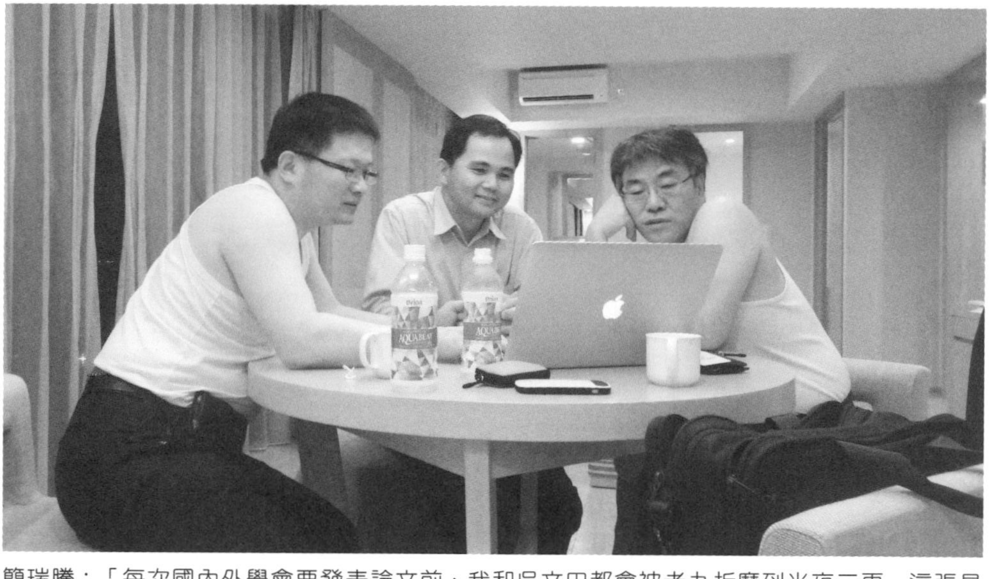

簡瑞騰：「每次國內外學會要發表論文前，我和吳文田都會被老九折磨到半夜三更，這張是 2013 年到 Okinawa，已經快半夜 12 點了，還不放過我們。」 圖／簡瑞騰提供

第六章

突破所長

一九九五年

花蓮慈濟醫院・骨科門診診間

陳英和醫師

今天一早，門診護理師就告訴他必須要有心理準備，因為包含預約掛號、現場掛號，今日求診的患者近達百人，這表示，即使他寫病歷的手速再快，恐怕也得到下午兩三點才能將所有的病人給看全。

陳英和雖然不意外，但心裡還是有漣漪的。

幾年下來的在地耕耘，花蓮慈濟醫院的患者愈來愈多，雖然醫護人力依舊不足，招募也不是那麼容易，但陳英和仍然心懷感謝，至少比起剛啟業那時，如今人力已經充裕許多，甚至能讓他在四年前得以義無反顧地向患者與院方請上一年有餘的長假，前往美國芝加哥若許大學醫學中心（Rush University Medical Center）進修，這些年來更三次到歐洲短期學習，鑽研脊椎相關的技術與知識。

「主任，下一位病人要進來了。」護理師輕聲提醒著。

陳英和仍埋首案桌，寫著前一個病人的病歷。診間大門很快的就被打開來，隨之而來的是帶著侷促與跳動的腳步聲，這一刻，時光彷彿倒回四年前，那個他與阿幸初次相遇的時刻，陳英和即使來不及在第一時間抬眼，心裡隱約知道，他即將面對的會是所為何來的患者。

至今，他已經替像阿幸這樣脊椎嚴重彎曲的十四名患者進行矯正手術，比阿幸嚴重的不在少數。每一次，他總問著來找他診療的病人相同的一句話：**「你有什麼想法？」**

即使同為僵直性脊椎炎所苦，但每一位病人對這個問句的回答卻不盡相同。有人告訴他，只希望能和正常人一樣，能平躺入睡，也有人說，希望能在與人對話時，與對方的眼睛直視相望。也曾有患者在聽聞問句之後，忍著不讓眼淚從眼框邊緣滾落，請求著他：**「我希望在哪一天大限到來的時候，能被平放著進棺材。」**

這些心願，都卑微得令人鼻酸，但若是在十幾年前，即使聽者想盡其所能，也難以達成所願。

十幾年前，脊椎手術並不多，大多都是椎間盤切除術、椎板切除神經減壓術、骨融合術等，而文獻上最早處理僵直性脊椎炎的手術雖然早在一九四五年就出現，但術式卻有很大的極限與缺點。

有時候，陳英和覺得自己生逢其時，這些患者也是。

近十幾年來，隨著醫材的進步及開刀技術的演進，加上精良的內固定器的發明與使用，能有效治療的脊椎疾病愈來愈多，成果也令人滿意，尤其在僵直性脊椎炎手術方面，在八〇年代宣告即將結束之際，香港大學梁智仁醫師應邀到臺灣發表了關於切骨矯正手術技術，這雖是單一病例的個案報告，卻猶如在暗夜裡閃爍的北極星，閃耀著明亮的指引。

陳英和用這個手術為阿幸開啟久違的笑容，也成全了其他十三名患者那些卑微的願望。

前一位門診病人的病歷終於快要完成，當他將最後一個筆畫完成並抬起頭來時，陳英和知道，等著他的又是另一個願望，只是他沒想到，這個願望竟也成為他至今最大的挑戰。

紙上模擬　術前的反覆演練

陳英和將X光片燈箱平放在桌上，淒冷的白色光源讓X光片上扭曲的脊椎顯得詭譎，要不是他親眼看到病人的模樣，他寧可相信這只是一幅沖洗失敗的片子。

阿銀的身軀就像是一個失敗的作品，陳英和第一眼看見的，是他摺疊著身體「跳」進來的樣子。為了能與他對話，陳英和從椅子上滑下來，讓膝蓋抵住地板，以蹲姿對應，這才能勉強看清阿銀上半部的面容。

陳英和的體恤，雖然讓阿銀不必勉強抬頭，但說話仍舊吃力，他說他是一早從宜蘭過來的，一路上很不簡單。

其實阿銀不必多說，陳英和看著他近乎一百八十度折疊、胸腹貼合大小腿的模樣，即使沒有太多想像力的人，也可以想像阿銀一路從宜蘭過來有多麼艱辛。

在X光片上墊上一張白紙，陳英和緊緊握著手上的鉛筆，用鉛墨細緻地將阿銀扭曲的脊椎臨摹畫下，強悍的白光讓他的雙眼被刺痛得眼淚直流，他幾度擱下鉛筆，閉上雙眼休息，而每一次的閉眼，他就想起跟阿銀幾乎一樣嚴重的昆仔。

昆仔是他進行經椎弓切骨矯正術的第四例，因為僵直性脊錐炎合併駝背變形，導致脊椎彎度達一百四十度，掀開他的衣服時，整個肚子像是打了九十度的摺，陳英和根本看不見他的肚皮。

「**我常常會肚子痛。**」昆仔用那一雙被人生苦痛折磨得失去光芒的渾濁雙眼，直直的瞅著陳英和看，他聽別人說，這裡有一位骨科醫師已經幫幾個跟他一樣病症的人扳直腰，他用手臂將不爭氣的面容抹平，讓自己強打起精神來，畢竟今日他是懷著希望而來的。

看著他嚴重變形的身軀，陳英和揣想著，別說嚴重的脊椎彎曲可能讓臟器壓迫而導致功能受損，橫亙在昆仔生命前方，還有許多隱形的風險，即便只是盲腸炎都可能要了昆仔的命，因為如此折疊的體態，醫師根本無法即時替他檢查與開刀。

一百四十度，文獻所記載的矯正度數也不過才一百度。但陳英和沒想過放棄，他一如往常的，請病人給他一些思考的時間。

之於陳英和而言，沒有一台手術可以有馬虎與僥倖的可能。一如胸椎，對比腰椎與頸椎，胸椎的活動範圍最小，正因為胸椎每一個再微小的活動，都會受到肋骨以及胸骨的牽制。而牽制著他的，始終都是病人的安全。

一如在替阿幸動刀時那樣，陳英和再一次將梁智仁醫師的經椎弓切骨矯正術的術式一一分解，確認每個部分他都會，緊接著他再取出紙筆，為每個手術動作畫出分解圖，一面觀望著這些分解圖，一面構思著每個步驟的進行細節，最後他透過X光片燈箱，將扭曲的脊椎畫在紙上，拿起量角器、剪刀，仔細進行測量、裁剪、拼湊，以確認該截骨部位與角度細節。

這般的模擬演練，似是紙上談兵，不可思議，但卻也是目前最可靠的方式，他必須得反覆確認，確認安全可行。

在替阿幸手術之前，他曾坦白的對阿幸說：「**這種切骨矯正手術不只臺灣沒有人做過，香港也僅止於個案報告階段，手術有一定的困難度；但我認為成功率超過三分之二，即使成果不如預期，至少也不會比現在糟。**」

阿幸沒有退卻，堅決地告訴他，她願意一試，這句「我願意」，給了陳英和繼續前行的勇氣；而這一次，昆仔也同樣給了他一樣充足的力量，昆仔的手術共分三次，才成功的扳回他的身體，讓他得以昂然挺立。

昆仔手術的成功，讓陳英和突破文獻所載的矯正度數，經由媒體報導，不僅國內，就連海外也都陸續有患者前來求診，不過至今累積的十四個案例，最嚴重的還是昆仔。

直到阿銀的出現。

難症挑戰　師生同行

住院醫師時期老師的教導，以及歐洲那三次的短期學習，一次次都讓陳英和技術的羽毛變得更加豐滿，但他終究得離開師長的羽翼，也難以有充裕的時間一次次飛往國外學習，但他仍持續在進步，在病人身上學習。

新創手術，無前例可循，學理探究必須仰賴自己從思考中梳理，每一位帶著滿懷希望而來求診的患者，之於他而言，就像一張張的測驗卷，逼著他從不斷的演算中，獲得知識給予的能量。

阿銀也是一張測驗卷，而且還是大考等級的，他不只脊椎變形，同時還合併髖關節變形。

「如果我先把他髖關節的問題處理好，就可以讓他的變形從極為嚴重變成嚴重等

級。」陳英和將繪製完成的紙張從X光片燈箱移到桌上，依序著過往的程序，從測量角度開始，進而裁切、拼湊，最後他將自己推離桌邊，距離讓他得以用更寬廣的視野看著眼前的一切。

他對桌上那幅裁剪後的作品很滿意，「**沒錯，如果髖關節先處理好，之後再來開脊椎，就好開了。**」

他算了算，脊椎只需要兩個階段的手術，加上髖關節手術，雖然阿銀的彎曲達一百八十度，比昆仔嚴重許多，但一樣只需要三次手術即可。

阿銀的手術沒有因為曾經那十四位病人的手術經驗而變得更輕鬆，之於陳英和而言，依舊難行，一次又一次，在第三次手術之後，他才終於能踏著稍微輕盈一些的腳步，到病房來看望阿銀。

阿銀的恢復狀況良好，不僅能平躺在床上，也能和他談笑風生。

「**你知道嗎？你第一次走進我的診間時，我還以為是一隻火雞走進來。**」阿銀的恢復狀況比預期的還要好，讓陳英和有了些開玩笑的閒情逸致。

不僅阿銀被他逗笑了，病房裡聽到的人也都笑了，包含阿銀的家人、護理師，以及跟在陳英和身邊，穿著一身白色短袍的年輕男子。

「陳主任，這是你的學生嗎？」阿銀終於找到機會問了這個放在心裡許久的問題，這位年輕的醫生是除了陳英和之外，最常來探望他的醫師，他不懂醫療組織架構，只知道他的主治醫師是陳英和，主刀醫師也是陳英和，但為什麼這位年輕醫師也這麼關心他？

「來，我來跟你介紹一下，這是我們骨科部第四年的住院醫師。」順著阿銀的眼神往後看去，陳英和笑瞇了眼。他雖然掛著骨科部主任的頭銜，但卻不是這名住院醫師的面試官，只因那時他還在美國進修，但他很欣慰，也感謝著當初面試他、招攬他進來的醫師果然眼光獨到。

這些年來，除了恩師，他在國內外也結識不少出色的醫師，一如千載九，是少見的骨科人才，而就他這幾年來的近身觀察，他身邊的這個學生同樣也是天選之人。

每一次在手術室看到他，陳英和的心就安了大半，即使在手術中，他只是安安靜靜的配合自己的動作、為自己清空視野，但這份寧靜就能替陳英和帶來無比的踏實。他很幸運，在面對昆仔或是阿銀這些複雜手術案例的時候，能有如此可靠的學生在他身旁，與他一同扛起難症的重量。

「我在做很多複雜手術時，他幾乎都在，他也是你這次手術的第一助手。」陳英和輕拍著學生的背，將他輕輕推向前一步，向阿銀慎重的介紹，「他是簡瑞騰醫師。」

第七章

傳承

一九九七年
花蓮慈濟醫院・骨科部
簡瑞騰醫師

昨晚聚餐的照片已經被沖洗出來，並分送給骨科部的大家，他自己也拿到了一張，照片裡，他與同期的兩位同學坐著，後方站著他們的幾位老師，每個人的臉上都堆滿著笑，慶祝著他們同梯三人通過專科醫師考試。

他小心翼翼的將照片收妥，並思考著要將這張照片放在哪裡才好，如此珍惜這張照片的人，不只有他，方才他看到大哥于載九把照片放進木質相框裡，就擱在他辦公室裡的那堆滿從病人身上取下的人工關節置物櫃上，旁邊還有他與妻女的全家福合照。

大哥，不僅話多，名言也多，在他們耳邊叨叨唸念的，除了醫學、生活，還有提點，他常說：「**當骨科住院醫師這五年，要有當兵的決心，這五年是你這輩子學習的黃金**

時間，剩下一輩子就是靠這五年的東西在過活！」

五年，在歲月的河流裡，僅只是一道不起眼的浪花，但對很多醫師而言，卻漫長的足以做出分離的決定。簡瑞騰還沒決定要將這張照片放在哪裡，因為他心中那一小片載滿著回憶的角落，已經悄悄的張開雙臂將他拉了過去，拉回到他住院醫師報到的那一年，一九九二年。

當時他才剛從軍中退伍，六月十五日到花蓮慈濟醫院報到，日子才剛走過半個月，不僅迎來醫院的全新年度，再過兩個月，這間醫院啟業即將滿六週年，新人簡瑞騰卻喜憂參半，喜的是一切都在正軌上前行，憂的是，一波離職潮正在醞釀，傳聞七月就有五、六位各科主治醫師選擇揮手道別。

這一波離職潮並不意外，有人自認道義責任已了，有人急於與分隔許久的家人相聚，也有人看著朋友選擇離去，決定不讓自己孤單而跟隨而去。但對才剛捨棄臺北的大醫院而選擇花蓮慈濟醫院的簡瑞騰而言，卻是一大打擊。

「大家都要走了，這醫院感覺就像要倒了一樣。」簡瑞騰的體內有某種東西破裂了，他開始後悔，後悔自己當時怎麼不堅定的留在臺大醫院受訓就好。

抉擇後的相遇　手術中的期待

他本來就知道花蓮慈濟醫院缺人，至少，在陳英和出國進修期間暫代主任的許世祥醫師在面試他時有坦白這件事情。

「你如果在臺大，大家爭著開刀，你根本分不到什麼機會。」許世祥面試他的地點，並不在花蓮，而是配合他，選擇在臺北車站西站對面的「綠灣西餐廳」，這間大型複合式餐廳賣麵包、也賣西餐，是臺北車站最著名的地標與約會景點，他們坐在這裡的時間，比任何一對情侶都還要來得久，足足三個鐘頭裡，大多都是許世祥在說話。

臺北醫學院醫學系畢業之後，簡瑞騰選擇應徵臺大醫院骨科住院醫師，那是一場聯合招募，錄取者可以選擇留在臺大本院，或是前往省立桃園醫院、臺大醫院新竹分院或省立臺北醫院，而當時與臺大醫院有建教合作關係的花蓮慈濟醫院也是其中一項選擇。

他的首選自然是臺大醫院骨科部。但當他的履歷傳到了骨科部主任劉堂桂教授手中時，他一如當年說服陳英和到花蓮慈濟醫院支援，也決定試著說服簡瑞騰，**「你是嘉義大林人……據我所知，花蓮慈濟醫院幾年之後要在大林蓋一間千床規模的醫院，你不要留在臺大，直接去花蓮，在那裡訓練完之後，就可以轉調回你的故鄉服務，這樣最剛好。」**

這句話像是一道燦爛的流星，穩穩的擊中他的心，他確實想回故鄉，回到那個孕育他成長、父母也都在的地方。

也因此，接下來才有了與許世祥見面的機會。

但許世祥怕他改變心意，這一說就是三個多鐘頭，話太多了，多到簡瑞騰難以細細咀嚼，將碎片留在記憶之中，但有一句話就像葉面尖銳的蠟梅，直往他心裡開出令人難以忽視的芬芳，「**我們這裡缺人，你如果那麼愛開刀，可以從頭開到腳，都讓你開！**」

所以他來了。

只是他沒想到，當他興沖沖的隻身遠赴花蓮時，行李中的物品尚未在宿舍裡窩存出屬於自家的氣味，許多其他科系的醫師就一個接著一個收拾行囊離去。

許世祥沒有騙他，這裡確實缺人，也沒有哄他，這裡確實手術很多，多到他能連夜脫逃的時間都沒有。

其中，大哥的刀最多。起初那幾年，只要見到大哥，即使只是遠遠看著他，簡瑞騰都覺得手指關節隱隱發疼。

「**你們一定要比我厲害，不然等我老了，要換關節、要開脊椎的時候，我要去找國外的學生開嗎？那多沒面子！**」手術還在進行中，年輕的簡瑞騰已經數不清被大哥于載九用手術器械敲了幾次手。

于載九在發表與廠商、國內骨科界共同研發的人工關節系統之後，海外骨科醫師慕名而來，不僅在中國有學生，往後陸續還有從韓國、日本、美國、西班牙、烏克蘭、英國、巴基斯坦、印尼、菲律賓、埃及與阿根廷等地的骨科醫師來台取經。

「我這輩子如果有骨科的病，一定要找我學生幫我開，這是你們的責任。」雖是桃李滿天下，但于載九寄予厚望的，還是跟在身邊的住院醫師，字字句句裡都填滿了期待，「你只要比我好〇・一就好，不能只學我的〇・九，這樣再傳下一代，就是〇・九乘〇・九，這可不行……」

手術室裡的數學課，讓簡瑞騰不只手指發疼，頭也在發燙。

但于載九可沒想過要讓他輕鬆。在一個即便撐著傘，也會被四面胡亂打來的滂沱大雨淋濕的夜晚，于載九心血來潮，便打了通電話要剛進骨科殿堂不久的簡瑞騰過去找他，整理一疊又一疊的醫學書要他帶走、讀全，那都是骨科基本入門書，曾經對他幫助很大，現在他終於有了傳承的對象。

「書是別人的經驗，裡面有幾十萬人的經驗，人家把經驗匯集成一本書給你看，你為什麼不看？」一邊說著，于載九又從書櫃裡抽出更多書疊在簡瑞騰已經被壓得發燙的手臂上。

把握戲棚最後五分鐘　加緊學習腳步

回憶就像一道浪，帶著他往遠方打過去，又將他急急的拉了回來。從回憶中抽身的簡瑞騰發現，眼下時間已經不多了，他還有一台手術要跟，可是他卻還沒想到要將手上的這張骨科部大合照放在哪裡，於是他只能匆匆的將照片收進抽屜裡，急急的趕往手術室去。

主刀醫師是陳英和，那個他剛來到這裡時，只聞其名卻不見其人的骨科陳主任。

他報到時，陳英和正巧在美國進修，雖然不見他的人，但有關他的傳聞，透過醫院同仁、病患的娓娓道來，多到他幾乎覺得自己已經認識他許久。

他們說，他開刀一流，尤其在出國前完成的那兩例經椎弓切骨矯正手術，至今全臺還沒有一位骨科醫師有膽識嘗試；他們說，病人寧願忍著痛也要等陳醫師回臺，等著他回來再動手術；他們還說，曾經有個不久人世的癌末病人想捐五百萬元給慈濟醫院，捐款前，他悄然來到慈院觀察，正巧看見在巡房的陳英和為了確認病人即將要進行補骨手術位置是否已經清理乾淨，不惜蹲下身來抬起病人的一雙腳，並將鼻子湊上前聞，這一幕，讓捐款人大為感動，不僅在極短的時間內就將五百萬捐出，甚至還將捐款金額整整翻了一倍，總計捐出一千萬元。

他就像是個傳奇，就連回臺也像極了一場華麗的電影，那天，院內的同仁跟病人全都在大門口，興奮的鼓動雙手，列隊歡迎他回來，這一幕讓慈濟醫院創辦人證嚴法師也讚歎的對陳英和說：「病人第一，是我建院的理念；而你對病人的愛心，人人思念。」法師除了讚歎，也給予期許，期待陳英和能帶動良醫愛的氛圍，並培育人才，廣招來眾投入醫療志業。

於是陳英和點滴不留的，將自己一身的功夫，全傳承給住院醫師，簡瑞騰即使錯過了一些與他共處的時間，但隨後而來的，是吸收不盡的知識與技術寶庫。

他珍惜，也把握。前往手術房的腳步沒有停，腦中細數著今天手術房裡的每一台刀的時間，計算著倘若等一下陳英和這台刀若結束得早，或許還能去隔壁的手術房，觀摩最後幾分鐘。

簡瑞騰曾聽老人家說「看戲尾」，以前戲院演出快結束前五分鐘，工作人員會打開戲廳的小門，讓民眾免費入場觀看最後的大結局。在這五年的住院醫師受訓時光裡，他彷彿像是一個苦守著戲院小門的大孩子般，在上完該跟的刀之後，還往每一間還亮著燈的手術室探去，盼著能得到應允的眼神，讓他能進去學習，即使只是最後的縫合，都好。

他很幸運，自己的每一次積極，得到的都是熱情的教學。

對簡瑞騰而言，老師們的角色，猶如指骨中的大拇指，根據統計，但凡涉及手指運動的工作，幾乎有一半以上都需要大拇指的幫助，身為住院醫師，很慶幸還能在老師的協助之下學習。

通過專科醫師考試之後，他就不再是一位住院醫師，必須得開始獨自承擔，他會開始有自己的病人，有自己主刀的手術，可是剛剛那張被他放進抽屜裡的照片告訴他，他不會孤單。

照片裡，他們「同梯的」三人坐在桌緣開心的笑著，而他們的老師們就緊緊的站在他們身後，像一座座永遠都不會移動的壯麗大山。

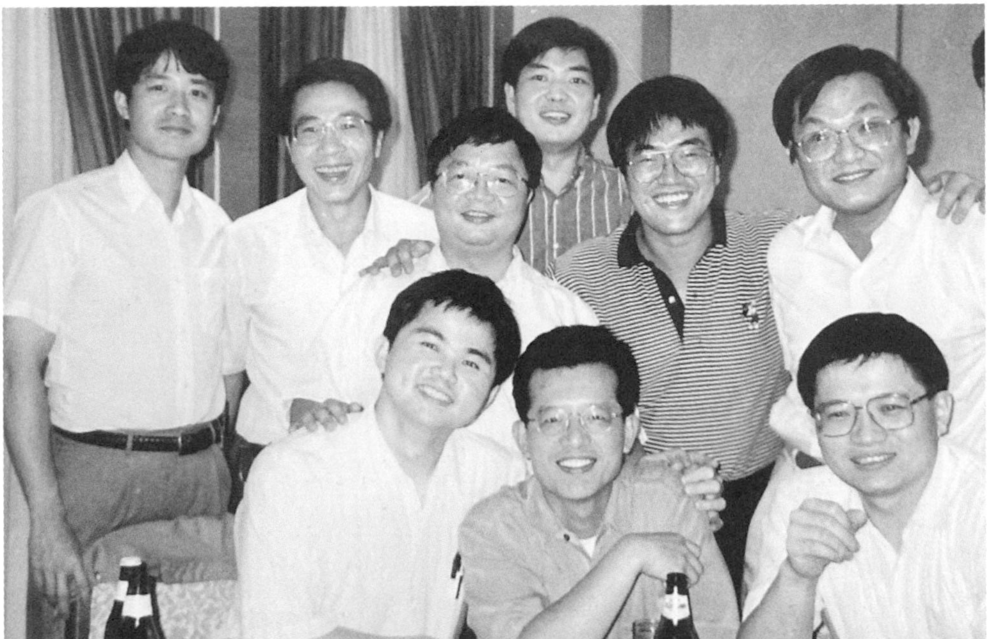

「同梯的」簡瑞騰、呂智勝、吳文田（前排左起）完成五年住院醫師訓練，宴請恩師。多年後，陳英和、于載九、許世祥等老幹固守花蓮，餘則開枝展葉到全臺各地慈濟醫院：吳文田繼續坐鎮後山故鄉、潘永謙遠赴臺東關山、簡瑞騰返鄉出掌大林、黃盟仁北上主持新店。（後排左起：潘永謙、許世祥、陳英和、鄺世通、于載九、黃盟仁）

第八章

野外求生

吳文田醫師
二〇〇〇年
關山慈濟醫院．病房

急切的腳步聲在深夜的醫院迴廊響起，吳文田的心跳跟著自己的步伐奏起狂亂的樂章。紊亂的喘息讓他幾乎沒有辦法思考，他真希望自己能擁有百米選手的肺活量，可以在咬緊牙根時，支撐著自己再跑得更快一點。病房護理師在不久前通知他，病人發生了緊急事件。

他幾乎沒留意自己剛剛是怎麼從自家床上彈跳而起、著裝，又是怎麼一路摸黑來到醫院的，閃過他腦海的，都是那位僵直性脊椎炎的患者前來求診時的一切——他為他診療、請他辦理住院，查房時，看著他因為脊椎嚴重彎曲而無法躺下入睡，只能靠著枕頭坐著入眠時，吳文田用肯定的聲音給他幽暗的生命一線生機，他告訴他，他會幫他手術，為他將脊椎扳正，過不了幾天，他就能平躺入睡。

即使在沒有星辰的夜裡，病房區還是亮著的，但無論如何，還是比白天還要安靜，吳文田急促的腳步聲在安靜的病房區陣陣迴響，很快的，另一個腳步就跟上了他。病房護理師邊跑邊穩定自己的氣息，力圖鎮靜的向他報告：**「他剛剛從床上跌了下來。」**

護理師沒有贅述過程，只明確的告訴他——病人除了一雙眼球轉著恐懼，頸椎以下，近乎全癱。

同儕應援　扶持成長

幾月前，當初上任花蓮慈濟醫院院長一職的陳英和醫生親自率領全科室的同仁一起送他來關

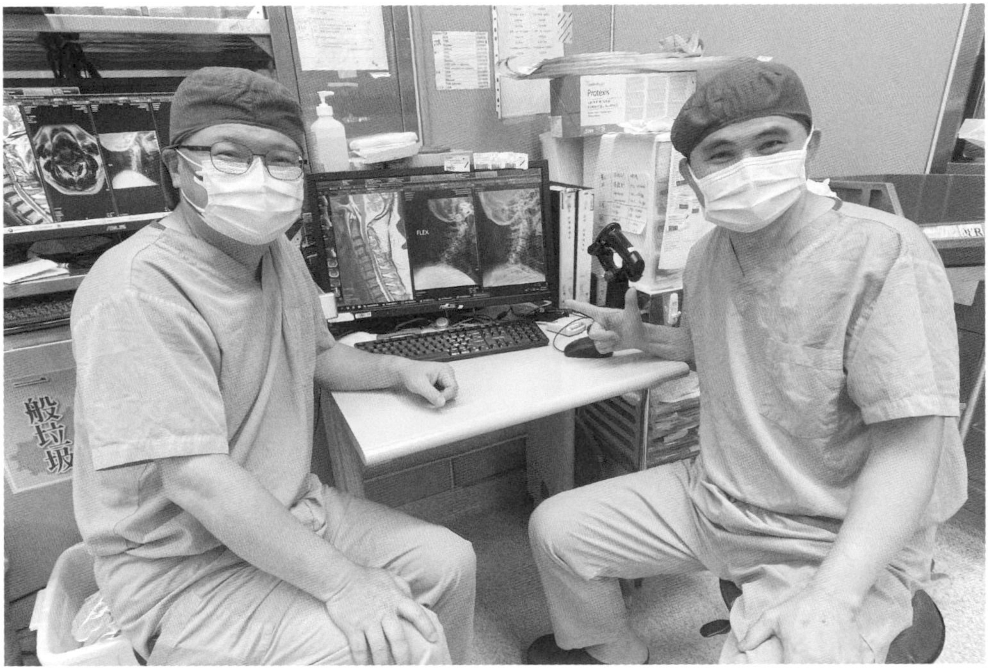

同袍情誼依舊長存在吳文田（左）與簡瑞騰（右）心中，住院醫師時期他們曾相互支援彼此的手術，而如今他們亦無私將多年來所學之精髓傳授予對方以及各自帶領的學生們。圖／大林慈院提供

山慈濟醫院報到時，吳文田就知道，這一飛離，他得靠自己的力量銜枝築巢，不能再像以前那樣，一轉身，就有同梯在身邊隨時支援，一回頭，就能投進老師堅實的臂膀中。

一路狂奔，讓吳文田的小腿開始緊縮，膝蓋也微微在發疼。隨著病人所在的病房漸漸逼近，吳文田就更想緊緊拉住過往，那個他還不是那麼孤單的時候。

他比簡瑞騰晚些日子報到，但住院醫師的訓練讓他們在往後的五年幾乎形影不離，即使在不用值班的日子裡，只要有緊急事件發生，他們就注定得會在醫院碰面，就像那位膝蓋開放性骨折的患者從急診被送進來時就是。

那晚正巧輪到他值班，被急診室緊急呼喚過去時，正是他的精神即將耗竭之時。但幾年的住院醫師訓練仍然讓他強打起精神，透過影像檢查，他很快就確定了治療的方向。

「**膝蓋有開放性骨折，而且韌帶也斷掉……**」患者需要立即手術，需要請老師來嗎？吳文田看了看時間，眼下正是半夜凌晨，他知道，只要一通電話，睡夢中的老師也會強打起精神趕過來，但他隨即自問：「**難道我沒辦法應付這樣的手術嗎？**」

心裡的掙扎很快就隨著睡意一起被擊潰，吳文田知道自己無論在經驗或是技術上，都足以應付這場手術，雖然手術略微複雜，但絕對可行，如果還有一名可靠的助手一起做，結果定會走向完美。

幾乎不做他想，他拿起手機，撥出了一組已經烙印在他腦中的號碼。

那是簡瑞騰的電話。他今天沒有值班，此刻想必也正在睡夢中，但吳文田很肯定電話不會響太久，簡瑞騰不僅會接，也會在最快的時間內趕抵醫院，將手刷乾淨，進手術室幫他一起完成這一台手術，然後在天光漸亮時，拖著疲憊的笑容約他一起吃早餐。

他的存在，跟老師一樣讓他深感安慰。在吳文田心中，簡瑞騰一直以來都很傑出，不僅口條好、反應快，對自己的要求也很嚴苛，偶爾很疲倦時，他會試圖說服自己，稍微放過自己一會兒也沒關係，但簡瑞騰不同，他似乎完全沒考慮要放過自己。

正當他還想著的時候，簡瑞騰已經接起了電話，並且以最快的時間從宿舍趕來。他們只稍做討論，就趕緊隨著患者進入手術室，在兩人的同心協力之下，順利的完成這個雖是艱難，但仍能傾盡所學的手術。

野外求生　自立自強

同儕所帶來的動力與助力，吳文田自認這是在自己求醫路途上最難能可貴的幸運。因此當簡瑞騰考上專科醫師並被陳英和醫師派任到竹山秀傳醫院時，他的心空了一塊。但吳文田知道，陳英和把簡瑞騰送到啟業不久的竹山秀傳時，必然有他的想法，就跟他在之後把自己送到關山是一樣的。

「總有一天，我要回嘉義大林。」

吳文田不知道有多少次聽簡瑞騰信誓旦旦的這麼說，聽著他說當大林慈濟醫院啟業之時，就是他要回鄉的日子。

陳英和自然也是知道的。因此當簡瑞騰通過專科醫師考試之後，眼看著大林慈濟醫院還有幾年才落成啟用，陳英和便毅然決然的將簡瑞騰送往竹山秀傳醫院。

「以後你要回大林，也要協助籌備大林這間新的醫院。」陳英和告訴簡瑞騰，竹山秀傳醫院是一間兩百床的醫院，雖然規模比大林小得多，但一切也都還剛開始，**「我讓你去那裡，你必須得自立自強。」**

一句自立自強說來似是毫不留情，但卻滿載著陳英和對學生的點滴柔情——不僅可以讓簡瑞騰熟悉新醫院營運的軌道，再者竹山距離大林不遠，如果醫術受到在地肯定，無疑也是在替自己培養基本的病眾，未來到了大林，也能很快就發展起來。

陳英和知道，獨自飛離大傘的遮蔽需要勇氣，而且那還是個一回頭，不能及時得到支援的地方。但是他當初不也如此？正因為經歷過，所以更能切身體會，這一放飛，如果夠有勇氣與膽識，迎來的將會是豐載的收穫。

簡瑞騰風塵僕僕地去了，整整兩年的時間，病人從寡至豐，憑藉著住院醫師那五年的學習經驗，他替不少病人找到診治的方式，偶爾遇到難症，自己翻書、找資料，嘗試靠自己的力量找到最佳解方，也固定每兩週回花蓮一次，將比較棘手的病例帶回與老師們討論。

簡瑞騰的壓力還不只是獨自放飛、需要自己承擔壓力，如此而已。

他知道自己這一個職缺，是老師幫他爭取來的，他到竹山秀傳醫院，肩上扛的，不只是簡瑞騰這個名字，還有陳英和的學生、花蓮慈濟醫院受訓體系的稱號，**「我不能壞了老師的名聲，更不能壞了慈濟的名聲。」**

他就像是尾骨。在整個脊椎構造中，無論頸椎、胸椎、腰椎，乃至薦骨，都扮演著保護脊髓的功能，唯有尾骨沒有連結脊髓神經，因此如果只有尾骨受傷，也不會造成癱瘓。但尾骨畢竟還是脊椎的一部分，與其他椎體相連一脈，在受傷的同時，也可能傷及其他椎體，造成癱瘓的可能。

一九九七年至一九九九年這兩年間，他兢兢業業，也逐漸在病人間做出了口耳相傳的口碑。直到大林慈濟醫院啟業在即時，簡瑞騰才從竹山秀傳醫院被召了回來，共同籌備大林慈濟醫院的一切，但吳文田與他才重逢不到幾個月，這一次，被陳英和放飛的，換成吳文田。

吳文田被派去關山慈濟醫院，同樣也是陳英和思慮周延後的決定。他知道吳文田從中國醫藥大學醫學系畢業後，之所以選擇在花蓮慈濟醫院接受住院醫師訓練，是因為身為玉里人的他始終認為，回到故里、陪伴在父母身旁，是自己這一生最大的責任，就和簡瑞騰想回大林是一樣。

對於這個學生，陳英和同樣也是有期待的。時值關山慈濟醫院正式營運，對陳英和來說，這正是讓吳文田「自立自強」最好的機會，於是他讓吳文田過去，甚至還率領全科室的人一起送他過去。

這番的慎重在陳英和與眾人轉身離開之後非但沒有崩解，反而成為吳文田肩頭上的責任。

環顧四周，這裡的一切都與花蓮慈濟醫院如此的相似，但卻又截然不同，他不再是一名住院醫師了，那是一段只要一回頭，老師、同儕就在身邊的美好時光。

即使關山與花蓮的距離不算太遠，但他知道，自己也必須跟簡瑞騰一樣，開始穩穩走向獨立。

在關山的這些日子以來，他曾遇過不少挑戰，可是他都不曾將病人轉回花蓮慈濟醫院，每一個診療決定、每一台手術的做法，他靠著自己的力量下足功夫，足足兩年的時間，他總計動了八十幾台脊椎手術，以新上任的主治醫師而言，數量是可觀的。

他氣喘噓噓的來到病人床邊，看著病人像個被摔壞的洋娃娃般了無生氣的癱在床上，只有那雙骨碌碌轉動的雙眼還閃著生命的火苗，吳文田的心也隨之湧起波濤。

他問自己：「現在我該怎麼做？」

以前，他還在老師身邊時，每次遇到比較棘手的手術病例，他總會向老師求援，但無論是陳英和醫師或是于載九醫師，每次給他的回應始終如一，「你就儘管放心去處理，有問題隨時打電話來，我們都會接。」

這句話就像一顆巨石，穩穩的壓住他惶惶不安的心，協助他度過每一場手術，老師們雖然從沒進到手術室過，但他知道，他們會隨時在他有需要的時候給予最無私的支援，只要這份安慰在，就足夠支撐著他獨自承擔。

苦痛的呻吟在吳文田耳邊聲聲傳來，提醒著他要盡快做出決定，他評估，要為這樣一位病人進行緊急手術，必須要有更多武器的支援，從檢查儀器中做更進一步的確認，可是關山慈濟醫院只有斷層掃描，遠遠不足以應付術前檢查，過往他會安排病人到花蓮慈濟醫院做檢查，但這一次病人不能等。

望著窗外暗夜裡的群山輪廓，吳文田提醒自己，即使身處關山，這裡的山始終與花蓮相連，為了病人，這一次他可以做回那個轉頭求援的吳文田。

於是他撥了一通電話，在這凌晨時刻，跟當年他決定為那位膝蓋開放性骨折病人開刀的時間幾乎一樣，此刻他也深信，即使電話那頭的人已經入眠，也會跟當時的簡瑞騰一樣，不會讓他等太久。

等著電話撥通的過程中，他讓自己做了幾次深呼吸，藉以平穩情緒，他希望等一下能以最清醒的思維，以最具條理的方式告訴對方病人的狀況。

在呼與吸的吐納間，只有新醫院才有的獨特氣味盈滿他的鼻腔，像是點滴裡的嗎啡，迅速的竄流全身，將他緊緊包圍。他開始想像，老師們在剛到花蓮慈濟醫院時、簡瑞騰剛到竹山秀傳醫院時，他們呼吸時所聞到的氣味是不是也跟他現在聞到的一樣？

那是野外求生的味道。

電話接通了，彼端傳來他最熟悉也最敬畏的聲音。

吳文田開口了，「**不好意思現在這個時間來打擾您，我們這裡有一位僵直性脊椎炎的患者，他剛剛從病床上跌下來，現在幾乎全癱，必須要緊急手術，但是這裡只有斷層掃描，沒有辦法即刻動手術……**」

對方不只靜靜的聽，甚至起身開始動作，等到那一端吳文田將基本訊息交代完，他已經完全清醒了，隨時都可以準備出門。

陳英和給了吳文田最令人安慰的回答，「**把病人轉回來，我這就去醫院。**」

第九章

馬無險草袂肥

二〇〇一年
大林慈濟醫院・急診室
簡瑞騰醫師

在吳文田把病人轉回花蓮慈濟醫院給陳英和的隔一年，陳英和也將自己的一名患者轉給了去到大林慈濟醫院任職的簡瑞騰。他打電話的那時，雖不是半夜，但也不是最佳時機，那是簡瑞騰正在手術室開刀的時候。

在手術完成之後，簡瑞騰以最快的速度跑向急診室，他隱約感覺到頭皮正在發汗，那是一路從手術室跑過來急診室的餽贈，醫院的冷氣很強，但卻怎麼也無法降解他持續上升的體溫，尤其是當他看到病人時，連張大口讓新鮮空氣灌入肺部的權力似乎也被剝奪了，彷彿有雙看不見的隱形大手，正在收緊箝制在他喉頭的指關節。

「**剛剛老師在電話中是怎麼說的？**」簡瑞騰拚了命的回想，回想著不到一個小時之前，在手術房裡接起的那通電話的通話內容，當時陳英和醫師在電話那頭跟他說了什麼？

他的手術房一向很安靜，沒有音樂、沒有閒聊，除了器械放在手上的拍打聲，以及各種醫療監測儀器的轉動聲，只要是他主刀的手術房，就像是被凍結一方的天地。

「如果躺在這裡的是你的家人，你還會用輕佻的態度動這台刀嗎？」跟過他的住院醫師、助手、護理師，大多都聽他嚴肅的說過這句話。有時他也會反省，當他走出手術室要穿上襪子，卻發現襪子少一隻時，他會深刻的反省，下一回再說出這句話時，語氣是不是別放那麼重？

但他自己心知肚明，很難。在手術室裡，他很難保持平日裡的幽默，只有在面對病人的不安時，他基因裡的幽默才會被誘發，但是眼前此刻，站在匆忙急診室的一角，面對剛被送進來的病人，他卻連句像樣的話都說不出來，甚至還踉蹌的後退半步。

病人的頭垂吊在胸口，肥厚的舌頭長長的吐了出來，也把下嘴唇往下推掀開來，即使抽痰管不停的在運作，他的口水還是順著臉龐滑落，像個長牙期的嬰兒似的，胸前的衣服濕透了一大片；他的上身無法躺平，就像那些他跟在老師身邊看過的僵直性脊椎炎的患者，背是駝的。

他是跑過來的，很喘，但眼下他不敢大力的喘氣，就怕如果把空氣中的氧氣吸盡，眼前奄奄一息的病人就會因為短暫缺氧而斷氣。

「剛剛老師在電話中是怎麼說的？」

簡瑞騰在手術時不僅不聊天、不說笑，而且也不接電話，他只專注在手術上，除了兩個例外，一個例外是生他、養他也愛他的父母，另一個例外，就是無私傳授一身功夫與醫道的老師。因此當陳英和醫師打電話來時，他想也不想就走過去，讓護理師將手機貼緊他的耳。

「一位僵直性脊椎炎的病人要轉給你。」簡瑞騰的腦袋隨著回想開始慢慢的轉動，電話中，陳英和醫師只給了他短短的幾句話，一如往常的簡潔、扼要，道盡了病人複雜的病理狀態，「有生命危險。」

挑戰來臨　險草難探

「病人的狀況這麼嚴重，你有辦法醫嗎？」飯桌上，簡瑞騰的父親已經失去了胃口，他有股衝動想勸兒子放棄，即使這違背了醫師的天職與使命。他雖然沒有選擇直言，但卻換湯不換藥，「如果手術失敗，就會打壞名聲……」

他們夫妻始終打拚，養雞、下田，用一身的氣力胼手胝足撐起一個家，即使自己曾有好長一段時間深受骨髓炎反覆發作所苦，太太也困於膽結石反覆發作的疼痛，但他們還是日日勤勤懇懇，不願鬆懈，就連眼前這個醫生兒子從醫學院畢業時，他們都還是埋首在工作間，沒能北上去參加他的畢業典禮，最後還是兒子把學士服帶回來，伴著盛裝打扮的他們，一同在養育著一家大小的雞寮裡，留下那張難能可貴的合影。

他們夫妻的心願始終如一，冀盼的是能給孩子一個堅強的港灣，即使他們已經長大成人，在自己的成就中獨當一面。

憂慮填滿了鄉間夜裡的寧靜，嗡嗡鳴響著不安，大林是個名符其實的鄉村，訊息總有辦法隨著清晨的雞鳴聲，傳進每一戶人家的客廳、廚房以及房間裡，順著揚起的塵埃，攀附在每一個人的髮鬢邊。

這是簡瑞騰返鄉到大林慈濟醫院看診的第二年，父母在享受闔家團聚之餘，難免也在意著鄰里間無傷大雅的小道消息，因此只要忙完工作，他倆就會到醫院，坐在時而寧靜、時而吵雜的候診間裡，豎起還算靈光的耳朵聽，聽其他的病人怎麼評價自己的醫生兒子。

慶幸的是，直到目前為止，他們聽到的，都是足以讓自己安穩入睡的聲音。

「**沒試也不知道，而且病人真的很痛苦。**」簡瑞騰從沒阻止父母到醫院，如果這樣能安他們的心，他會隨著他們去。此刻，他嘗試安撫，即使明白老人的操煩就像清晨的露珠，非得等到天光漸明才會漸漸溢散，他知道自己無論說什麼，能發揮的效果都很有限，於是他將老師搬上檯面，「**而且陳院長也認為可行。**」

老父親嘆了一口氣，他知道陳英和醫師不僅是引領兒子走上醫學之路的老師，同時也是在沒有醫師敢為他開刀時，親手終結他骨髓炎之苦的恩人。如果陳英和醫師有信心，那麼或許結局不會那麼難以挽回？

母親的憂愁不亞於父親，但她始終不發一語，靜靜的吃、靜靜的聽，簡瑞騰心想，她現在是不是在想著那句話？那句他兒少時期每遇艱困，母親最常用來鼓勵他的一句話。

「**馬無險草袂肥**。」意味著馬兒要長得好，唯有探往險地，才能嚐得最肥美的沃草。

阿吉伯確實是一個棘手的病患。即使過了一夜，簡瑞騰的雙手還記得昨晚抱著他照X光時所承受的重量，他的身體已經嚴重變形，全身鬆軟無力但卻又僵硬難伸，他穿上鉛衣從後方抱著他，一再小心翼翼的調整角度，讓放射科的技術員能拍出他想要的片子。

他的動作已經盡可能輕柔，但每一吋的移動，還是讓阿吉伯發出痛苦的呻吟。唾液隨著呻吟，滴滴落在他的手臂上，提醒著他這條命的重量以及老師對他的信任。

難症患者 託付學生

阿吉伯原本是要轉給陳英和的病人。

「**阿和，有個病人你看一下。**」在成大醫院任職的同學打電話給陳英和時，口氣是輕鬆的，「**如果你有辦法的話，就處理一下。**」

陳英和很快就收到病人的影像資料，這也才知道，同學電話中的輕鬆語氣，其實只是在力圖鎮定中裝出來的，因為就連對這類疾病經驗豐富的他自己看了都嚇了一大跳，彼時他為僵直性脊椎炎患者做的矯正手術已經高達百例。

他從沒遇過這樣的病例，他的背彎雖「僅」一百二十度，但卻還合併第一、二節頸椎旋轉性脫位，導致頭顱往下掉，長期下壓的結果還造成第十二對負責控制舌頭的神經麻痺，讓整個舌頭無法被正常收在口腔中，而是向外直直的吐出來。

「**這些年，這個人都是怎麼活的？**」陳英和在內心感嘆的同時，治療的方式也逐一的在腦中勾勒出一幅清晰完整的藍圖。

很多年前，當他抵達花蓮時，他曾經也覺得很孤單，但現在這樣的感覺日漸稀薄，他不再是那個勢單力薄、拿著一把大鋼剪的醫師了，如今花蓮慈濟醫院擁有先進的儀器、完整的科別以及充裕的醫護群，他知道自己有能力、有設備、有支援，足以溫柔的承接起阿吉伯的苦。

「**只是他人在臺南。**」他沉重低語，告訴自己，光這一路從臺南到花蓮的路途顛簸，怕就會去了病人的半條命，何況療程勢必漫長，家屬要遠赴花蓮來照顧他也是勞民傷財。

陳英和沒讓自己有太多時間猶豫，他提醒自己必須振作，也再一次的提醒自己已經不再孤單，尤其這幾年，他還撿到了兩個寶。

其中一個，是最近就要從關山回到花蓮慈濟醫院的吳文田，他在心中輕笑，這個學生的表現出乎他的意料。在他住院醫師時期，甚至剛升任主治醫師的前幾年，陳英和總唸著他動作太慢，直到後來他才發覺，那不是慢，而是一股難能可貴的細膩，比起任何一位醫師，吳文田開的刀最細膩，嚴守配合，個性冷靜，他不只一次感到欣慰，他撿到了這樣的一個寶。

而另一個，是陪著他進行最多場僵直性脊椎炎矯正手術、曾被他讚譽是天選之人的簡瑞騰。

他再看了看病人的病歷資料，他知道這是一場硬戰，即使他自己投身其中，也絕不輕鬆；但另一方面，他也有足夠的自信，如果是簡瑞騰，他可以，他知道簡瑞騰的程度到哪裡，一如人們得以藉由牙齒生長的情形預測對方的年齡；而簡瑞騰正身在距離臺南不遠的大林，如果他要託付，這個學生無疑是他最放心的選擇。

師徒合作 為病人找回第二次人生

師徒幾次的討論之後，決定先解決阿吉伯頸椎脫位的問題，以順暢他的呼吸。簡瑞騰透過顱骨牽引手術，在阿吉伯頭上裝上牽引頭環，每天以沙包微微加重牽引的力道，將阿吉伯的頭向上抬拉。

整整十二天之後，阿吉伯的頭終於能直視前方，舌頭也能規矩的放在口中，甚至用點力氣，還能開口說話。頸椎脫位藉由牽引拉回後，接著就要進行**顱骨頸椎融合手術**，以確保復位的戰果。

陳英和在到大林支援門診時，也會過來探望阿吉伯，雖然治療計畫是他與簡瑞騰共同討論，但在面對能說能笑也不再口水遍流的阿吉伯，他把功勞全都給了學生，肯定的告訴阿吉伯：「**也只有簡醫師有辦法幫你做！**」

他不只是要鼓勵病人、鼓勵學生，而是發自內心的誠心讚歎，除了因為是簡瑞騰開的刀、陪著病人度過每一次加重牽引時的苦痛哀嚎，而且簡瑞騰還做了一件他從沒做過、也不會做的事——幫坐著的病人開刀。

在進行顱骨頸椎融合手術時，考量阿吉伯沒有辦法像一般人一樣平躺，於是簡瑞騰只要稍一得空，就把自己關在研究室裡，在無數次的沙盤推演，才終於步入手術室，跟阿吉伯一起坐著開刀，病人全身麻醉下擺成坐姿接受手術真是絕無僅有的。

歷經一次次的手術，以及而後的切骨矯正手術，阿吉伯不僅頭能抬正，也能如正常人那般的走路了。這也成為慈院骨科醫師首次在花蓮以外做**僵直性脊椎炎切骨矯正手術**。

此時，距離一九八五年全球第一篇切骨矯正手術相關論文發表，已經十六年了，但願意動這種手術的醫師依舊不多。為了讓更多醫師認識這種切骨矯正手術，陳英和與簡瑞騰在阿吉伯順利出院之後，一同合作將這些年來的眾多個案整理成論文，投稿國際期刊。

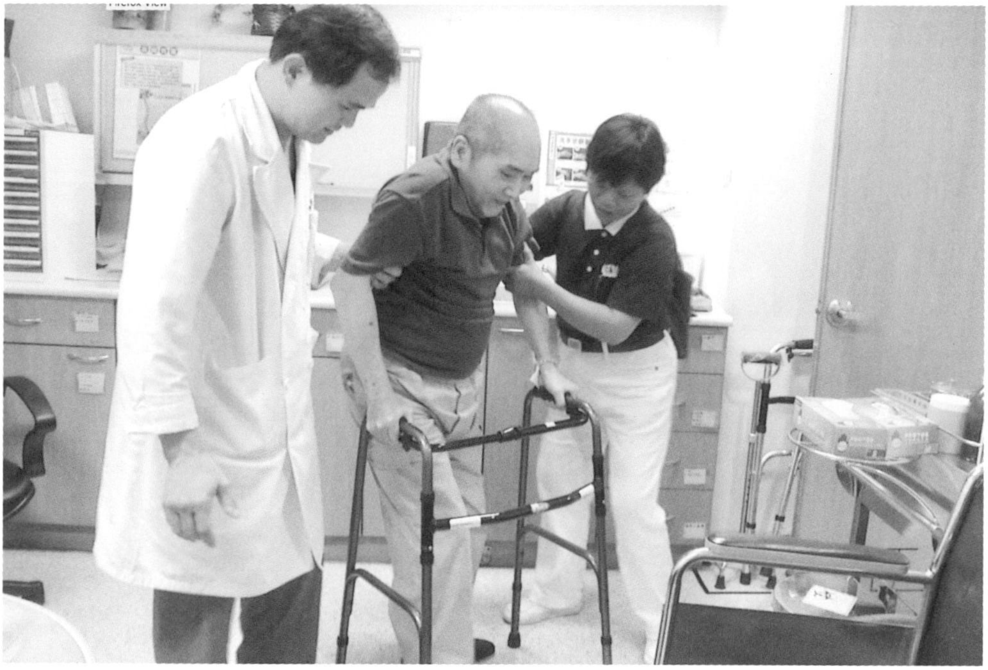

術後 13 年（2015 年），長住臺南安養院的阿吉伯，在定期關懷的陳菊師姊陪同下回診，身形挺直、步伐穩健，讓簡瑞騰驚喜萬分。

簡瑞騰變得比以前還要忙碌許多，不只是因為要寫論文而已。

阿吉伯的成功，為簡瑞騰打開知名度，除了要看的病人更多，要動的手術總是排滿，每一次回家跟父母一起吃飯時，他還得聽著老父老母聲聲嘆息的告訴他：「我們在診間外面，都聽到抱怨，說每次看這個簡醫師的診都要等很久，還掛不到號！」

第十章

臨床傷口治療

二〇〇二年
花蓮慈濟醫院．骨科病房
許世祥醫師

今天並非一如往常，他親自從臺南帶來一位特別的患者，那是一個被南部醫院拒絕的病人。他幾乎不需要看任何的病歷資料，腦中就能清晰的浮現對方的基本資訊——七十六歲，女性，臺南人，患糖尿病多年，且下肢末稍血液循環不良，併有足部傷口不易癒合病史，眼下最迫切的是雙側踝骨骨折變形，亟需手術治療。

雖然飛機航行已經大幅縮短南部與東部之間的距離，然而對一位患者而言，拖著一身病痛，路程依舊迢迢，如果可能，留在臺南治療是最好的安排，只可惜那折磨她後半輩子的糖尿病，在此刻也成了原本南部主治醫師不得不的推卻。

許世祥嘆了口氣，他不怪那位骨科醫師，要是他，為糖尿病患者動手術這個決定，他可能也會琢磨再三。糖尿病患者哪怕只是一個小小的傷口，要癒合並不容易，它們像是生命力頑強的藤蔓，緊緊攀附病人不放，五年、十年，耐心的甚至二十年也有，只顧著自己成長茁壯，卻聽不見被依附者的聲聲哀嚎。

老婦人在幾年前因拇趾外翻合併腳趾交疊變形及摩擦潰瘍，術後就因長年糖尿病史併末梢血液循環不良而導致傷口遲遲無法癒合，足足用了三個月的時間，悉心以藥物治療，傷口方得以癒合。

但讓老婦人的主治醫師表情僵硬嚴肅的還不僅如此，翻開她的病歷，清晰可見她曾因糖尿病併發冠狀動脈狹窄，進行兩次心導管冠狀動脈擴張及支架置放術，如此病史所帶來的手術風險在他臉上繪出黑影，「**你年紀大，又有糖尿病，這骨折的刀開下去，傷口能不能癒合，實在不敢跟您保證。**」

一句不敢保證，牽動著老太太原本就已經不安的心，擔心自己骨折變形的腳，從此再也無法像以前正常行走。

然後許世祥從花蓮趕赴臺南，一路送她搭著飛機來到花蓮，來到他所任職的花蓮慈濟醫院，不只是因為他是一位骨科醫生，還是因為，他是她的兒子。

困頓中的光　新型儀器引進

上天並沒有給他們特別的眷顧，術後外側足踝傷口癒合不良，感染接踵而來，傷口經過清創之後，仍然有細菌感染，傷口雖僅僅只有兩公分之寬，但所有的數值與傷口的模樣，都透露著危險的訊號，雖然並非是意料之中，但卻也非期望之中，這樣的傷口無疑是外科醫師最不願面對的苦難。

那天夜裡，許世祥的心裡有不安，在醫院裡，術後感染並非不常見，他也時常伴著許多病人從術後的感染一次次挺過危機，但那個過程並不美好，勾勒出的，都是令人膽戰心驚的曲折線條。

坐在母親病床邊，漆黑的窗映照出他一臉的緊繃。

「**接下來該如何是好？**」他問了自己愈多次，圍繞著他的不安氣息就更加濃厚。

無論是糖尿病免疫力差，或是併有血管狹窄末梢血液循環不良，尤其是合併有組織缺損、細菌感染的傷口，這類的傷口無論是骨折，或是在關節處經過反覆清創手術將壞死的組織清除以降低外圍邊緣潰爛程度等，以上等等的傷口問題，對一名骨科醫師而言，全都是比手術更為艱困的挑戰。

而患有糖尿病的母親，無庸置疑的就是這一類的病人。他深知，這一次的感染處理將會更棘手也更複雜，甚至還可能嚐到失敗所帶來的惡苦，在臨床線上那麼久，他不是不知道，糖尿病晚期的患者甚至可能因為傷口感染而被奪去性命。

他發誓自己已經用盡了全力，然而即使用上了高壓氧治療，仍不見明顯改善，母親那小小兩公分的傷口依然張著血盆大口在嘲笑眾人，連帶著末梢微血管流通性也差，手術至今已經好幾週了，許世祥幾乎就要在心底投降，坦白告解，已經無計可施了……

然而隨著失敗的輪廓愈加清晰，許世祥腦海中的振作卻一反其向，鼓動著希望的風，強勁又有力。

曙光雖然仍未穿透黑暗，但機會早已經如同一盞亮得發暖的煤燈在等著他！前些時候，多次苦於病人因為術後感染而奔走，許世祥多方查詢文獻資料，得知目前有一套「**抽吸輔助傷口閉合系統（以下簡稱 VAC）**」，對於治療複雜性傷口有相當的成效。

VAC 是利用負壓吸引傷口組織，經過對傷口組織的抽取，引流出體液並促使肉芽組織不斷的生長，病人不僅無須忍受傳統每天多次換藥的疼痛，對於傷口癒合的臨床效果也遠勝於傳統換藥。

透過真空吸引以協助傷口癒合的概念並非當代的思考，而是由來許久，許多醫師都曾在苦無辦法時，利用抽痰的機器協助，只可惜抽痰機器無法穩定控制抽吸的壓力，遑論時間與其他功能設定。

由兩位國外臨床醫師合作研發的 VAC 機器問世，並於一九九五年從美國醫療界開始推廣，在醫療上而言無疑是一道明亮的光，照拂著醫護團隊與患者。許世祥透過手中文獻得知，短短兩年的時間，這套系統總共處理了超過三百個難纏又複雜的傷口，其中也包含像糖尿病這類無法癒合的傷口，而成果幾乎都是令人雀躍的。

就他所知，臺灣已經有進口商引進，但卻還沒有醫院購置使用，當時骨科部主任于載九在得知之後，快速的著手申請採購，這一舉不但讓花蓮慈濟醫院成為全臺第一間引進 VAC 的醫院，也讓許世祥的母親成為此機器引進醫院之後，第一位受惠的病人，最終在數週 VAC 的使用之下，傷口得以完全癒合。

傷口治療新法　長肉機的功效

除了將 VAC 用在母親以及各種複雜傷口病人身上，面對車禍多、創傷急診患者眾，有時他在會診急診病人時，也會將之用上。在那個還沒有新型敷料治療傷口的年代，VAC 也漸漸的從骨科一路沿著急診到病房區，最多的時候，同時有二十多位住院病人以 VAC 取代傳統敷料，縮短因為傷口問題而拉長的住院天數。

身為全臺第一間引進使用 VAC 的醫院，肩負東部後送醫院的花蓮慈濟醫院一直要面對各種複雜傷口的患者，許世祥攜手骨科醫師及傷口護理師一次次的妥善運用這套系統，讓病人得以獲得良好的療效。

中耳內有三塊聽小骨，依其形狀分別命名為鎚骨、砧骨及鐙骨，三塊小小的骨頭構成序列力學系統，透過槓桿原理發揮放大聲音的作用，缺一不可。他時常也在想，對於骨科疾病而言，手術治療固然關鍵，然而術後的傷口護理不也是療程臻至完備的最後一哩路嗎？

身為一名糖尿病患者的家屬，他深切體悟到傷口醫護是一條辛苦、漫長又崎嶇難行的道路，不只病人苦，醫護團隊更苦，他時常在急診支援時，看著醫護團隊仔細為病人傷口換藥，有的一日一回，有的一日三回，難纏的傷口光是換藥時間就要二、三十分鐘，往往光是換藥的工作，就拖磨著他們從白日到深夜。

如果夠幸運，傷口總是耗時的緩慢縮小癒合，如果不幸，就會反覆感染，緊接又是一段痛苦不斷的折騰。

這一天，又來了一位車禍事故的傷者，躺在急診床上的她，像極了一具破碎的洋娃娃，早已陷入昏迷的她連哀嚎的力氣也沒有，生命指數也不斷的在往死亡的方向全速前進。急匆匆的腳步聲伴著比平常加快兩倍速的語速，讓趕來急診的許世祥知道，這個小女孩在不久前歷經一場大劫，幾十噸重的大卡車從她的下半身硬生生的碾壓過去，沉重而且快速，造成她下肢股骨嚴重的粉碎性骨折，整片撕裂的磨壓，皮瓣上頭還沾黏路面的泥濘砂石。

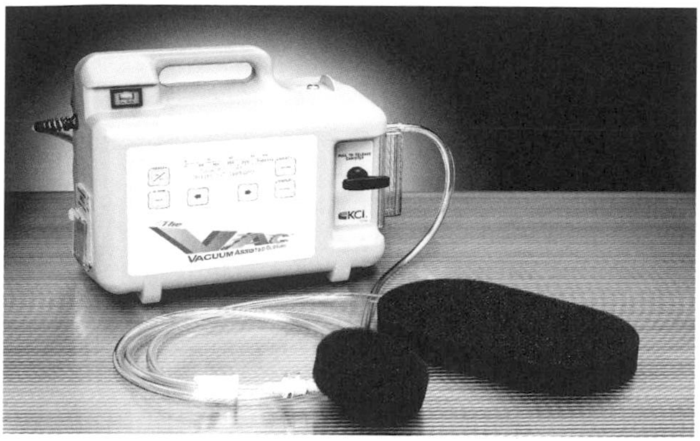
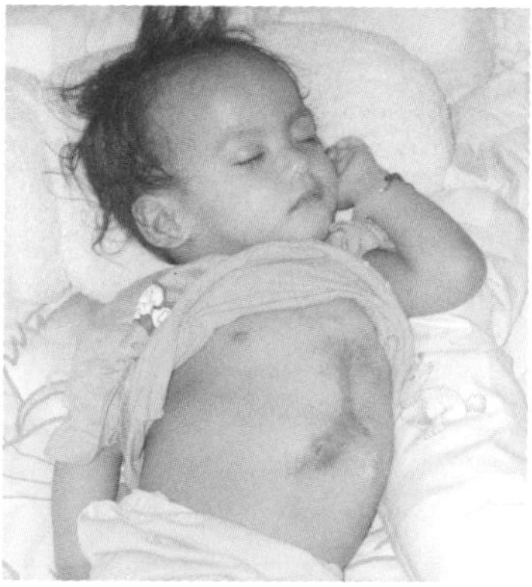

【全臺第一間引進 VAC 的醫院】
2002 年，于載九、許世祥引進「抽吸輔助傷口閉合系統（以下簡稱 VAC）」（圖左），讓花蓮慈濟醫院成為全臺第一間引進 VAC 的醫院。這台「長肉機」爾後也不負眾望，由菲律賓轉送來臺的第一對連體嬰，在許世祥以 VAC 的照顧下，短短兩週時間，嬰兒從原本幾乎光禿無肉的胸骨上長出粉嫩的新肉來……，讓醫療團隊最終得以成功完成分割手術（圖右）。

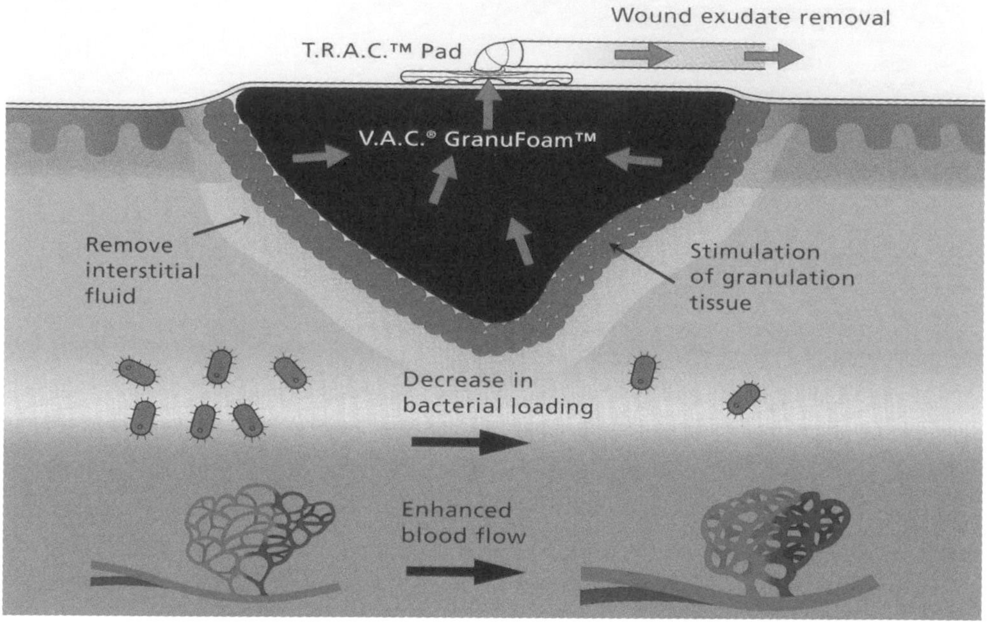

VAC 是利用負壓吸引傷口組織，經過對傷口組織的抽取，引流出體液並促使肉芽組織不斷的生長，病人不僅無須忍受傳統每天多次換藥的疼痛，對於傷口癒合的臨床效果也遠勝於傳統換藥。
圖 / 許世祥、慈濟基金會提供

歷經整晚不眠不休的緊急手術及急救，幸運的保住小女孩的生命及下肢。許世祥再次將VAC派上用場。短短兩週的時間，新肉長了出來，很快讓小女孩進入手術室成功的進行補皮治療。

醫療團隊們不禁都笑著為這臺新儀器取了個直白又不失真切的暱稱——長肉機。

VAC比起其他更為精密的醫療儀器便宜許多，僅約二十幾萬元，然而儀器便宜，伴隨而來的卻是昂貴的耗材，只是這個代價宛如一袋裝滿著大石的麻布袋，要扛的，是窮困患者與病家。

耗材昂貴，彼時傷口醫療在醫界並不特別被重視，健保給付也不容易申請。但面對貧苦病人，許世祥總是不捨，不捨他們因為傷口照護而多住幾天院，但用上長肉機，他也不捨他們為了耗材增加醫療支出。VAC耗材分有抽吸液的收集盒以及附帶管材的敷料，於是他為患者分裝耗材，並巧妙的連接醫院各種適合的管材，盡量降低患者的經濟負擔，而醫院也以行動支持著他的這份立意良善的心，直至今日，花蓮慈濟醫院都不曾向病人收取機器的租金費用。

無私傳授　推廣傷口治療新知

二〇〇三年隨著 **SARS** 在世界各地傳來噩耗，花蓮慈濟醫院正屏氣凝神，進行建院以來由菲律賓轉送來臺的第一場連體嬰分割手術，結合小兒內外科、一般外科、整形外科、骨科、麻醉科、影像診療部以及護理部等團隊共同進行。

而這一場手術，身為骨科醫師的許世祥也參與其中，他要在這場艱鉅手術中所擔負的大任，就是讓連結胸骨分離後的兩個嬰孩長出肉來。

手術過程比預期的順利，然而醫護團隊仍然不敢鬆懈，連體嬰的皮肉只夠一人使用，過往的醫學知識告訴他們，另一人暴露的胸骨僅能進行游離皮瓣手術，游離皮瓣手術對成年人而言可謂嚴峻，遑論嬰兒。

「**許醫師，接下來就要靠你的『長肉機』了！**」當主責團隊審慎研議後下此決定，許世祥知道自己扛起的不僅是責任而已，還有信任。

這一次的任務異常艱鉅，但「長肉機」不負眾望，短短兩週的時間，嬰兒原本幾乎光禿無肉的胸骨上長出粉嫩的新肉來，接下來，僅需再取一塊小皮補上去，並等待一週時間讓傷口閉合即可，醫療團隊最終得以成功完成分割手術，在正值花蓮慈濟醫院院慶時，已經分離的連體嬰與家屬得以高高興興地出院。

而這段時間，許世祥沒有閒著，學生簡瑞騰從大林慈濟醫院發出邀約，請他南下大林演講分享 VAC 的操作以及實證案例，準備引進並開始採用；他自己更與臺大醫院骨科主任楊榮森教授共同合作，將傷口治療的種種經驗化為文字，出版《臨床傷口醫學》一書，期待能將這些經驗無私傳授給醫療界的有心人，讓優越的傷口治療技術能嘉惠並造福更多的患者。

在力大出版社社長黃鐵雄的支持下，《臨床傷口醫學》得以順利出版，之後更入選臺大臨床教學優良教材，在此同時，各家醫院也陸續引進 VAC，很快的在幾年內幾乎成為各家醫院必備的醫療器材之一。

隨著 VAC 開始推廣普及，大多數的醫師也能善用它來治療病人，每當許世祥想起那對連體嬰安康出院的可愛模樣，以及在「長肉機」的協助之下，母親腳踝的傷口逐漸癒合，那些種種畫面雖經磨難，但他內心仍不斷感恩，感恩著證嚴法師創建花蓮慈濟醫院，並在家人的善緣相助，讓自己得以無後顧之憂的為患者拔苦離難。

第十一章

頸椎疾病

二〇〇九年
大林慈濟醫院・骨科診間
簡瑞騰醫師

他才剛從安養院回來，一路上，阿吉伯那驚喜的神情，以及看著他遞上過年祝福紅包時的喜悅，就像一支再怎麼吹也不會熄滅的燭火，在他腦中閃爍著迷人的光芒。

阿吉伯在手術出院之後，就到了安養機構接受照護，出院時，簡瑞騰與他相約，每年過年定會與他見上一面，以親人的身份向他道聲新年恭喜。但送紅包給阿吉伯的提議，其實是來自書讀得不多，但卻睿智又心腸柔軟的母親。

「阿吉伯是艱苦人，趁著過年，去安養院看看他，給他一個紅包歡喜過年吧！」

這句話他放在心頭，每一年過年的眾多行程中，總有安養院這一站。每當有人佩服的對他說：**「你可真有心，不只一年、兩年，年年都去！」**

他會幽默回應：「**正因為我治好了阿吉伯，所以我的病人才會那麼多，這個紅包就當作是阿吉伯替我打廣告的廣告費！**」

他的回應時常逗得對方樂呵呵的笑，但唯有他自己知道，每年的這一只紅包，不僅僅是母親的一句輕聲交代，也不是他口中俏皮所說的廣告費，而是來自阿吉伯對他的信任，讓他堅勇的跨出至今醫師生涯中最艱困的一步。

他知道自己的醫師生涯已經有了光明的風貌，但心口上卻蓋了一張密不透風的巨網，隱隱約約的，有個疑問正在網子裡成型，然而彼時他卻看不清那究竟是什麼。

成就光芒中　自問隨之而來

二〇〇一年當他為阿吉伯動完手術之後，陳英和醫師為了讓醫界更多人知道這項手術已受惠廣大的相關病人，因此邀請他一同將眾多兩人共同合作處理的患者案例整理成論文，並發表在國際期刊上。

二〇〇五年這篇論文被美國骨科醫學會期刊《Orthopedic Knowledge》引用作為「骨科新知」。這對簡瑞騰而言，無疑是一項人生成就，但他心知肚明，這項成就大多的勞苦與創意，皆是來自於自己的老師陳英和醫師。毫無疑問的，這是老師曾經的膽識與睿智所堆疊起的功夫，他之所以能參與其中，仰賴老師的不吝分享與信任。

阿吉伯出院之後，簡瑞騰的門診也來了不少相似病人，他替他們解決其苦的每一個當下，看著他們昂然挺立的走出醫院的那刻，他心裡除了歡喜，開始逐漸的拋出一句自問：

「**那我呢？**」

二〇〇九年陳英和醫師應美國《小兒脊椎手術》教科書之邀，將經椎弓切骨矯正術的技法寫成專章，分享給全球骨科醫師，原本艱深冷門的手術，逐漸在國際骨科學界為人所知。

看著自己一雙自小協助父母做農活、每天讀書前都要先清理雞寮、雞糞而養成的既寬且厚實的大手，二十多年來，簡瑞騰在醫療現場逐漸積累經驗的同時，不時也會想，他能替哪一些正承受著病苦，但卻在現有醫療中尚未找出治癒方法的患者，為他們將扛在身上的病苦枷鎖解除？一如當年陳英和醫師以經椎弓切骨矯正術為嚴重變形的僵直性脊椎炎患者那樣，鋪出另一條有別過往的人生。

那張巨網下的疑問開始清晰。

這句自問即使成型，卻始終沒有在診間、手術室或是任何的國際研討會中得到開竅，直到二〇〇九年，阿淋苦著一張臉在他診間碎碎叨唸幾十分鐘裡，簡瑞騰那曾期盼著的契機，才終於嶄露些許的璀璨曙光。

難以破解的病症　找出希望之光

如果嚴峻的冷風將一路向北，那麼簡瑞騰將感謝著阿淋將自己一身的寒從中部一路帶往南部，往他身上吹拂著難解的凍氣。只不過，這是事後回想的感動，在當下，他的心思是朝著反向而去的。

阿淋雖然已經踏入中年，但從她踏入診間起，簡瑞騰就絲毫感覺不到屬於這個年紀應有的沉穩，與為了家庭經濟毫無遲疑的那股拚勁，眼前的阿淋不僅撐不起一個家，就連要撐起自己都顯得艱難。

她苦了一張蠟黃的臉，叨叨唸著已經頭痛、暈眩了十幾年，耳鳴更是時不時就像一扇關不緊的窗，咻咻的吹著刺耳的風聲。

起初，簡瑞騰只是耐著性子聽，心裡想的，都是等等該如何勸阿淋轉診到耳鼻喉科或是神經內科去，他的勸言好不容易在阿淋的言語空隙中出聲，換來的卻是滔滔不絕的病、苦、痛，「我都看過了，但都沒用，而且我肩膀、脖子也都會痛，手腳還會麻，嚴重的時候，痛到不能做事。」

這番話，讓簡瑞騰找到了不讓眼前患者對自己失望的機會，肩頸痛、手腳麻，極有可能是頸椎所引起，是骨科治療的範疇！之後透過X光及磁振造影，更加確定他的所想，他指著黑白影像，告訴阿淋：**「你的頸椎第五節跟第六節中的椎間盤退化得很嚴重，可以透過手術治療。」**

對於頸椎的手術他還是有信心的，在第二年住院醫師時期，彼時臺大醫院骨科與花蓮慈濟醫院骨科仍保有聯合訓練計畫，也會定期召開病案討論會。一次在討論會前，時為骨科部主任的陳英和醫師將功課下放，要簡瑞騰針對頸椎第一、二節脫位的外科治療，整理出各種固定方式的優缺點。

這是他第一次那麼投入而且深入的研究那短短七小節的頸椎，也明白這連結大腦的椎體，在手術上，稍有閃失，有幸非死，也將傷重，對骨科醫師而言，象徵的不僅是困難與挑戰，還有著苦惱，很少有醫師願意開這種刀，因為風險實在太大。

但陳英和醫師早在那時候，就開始教他如何處理頸椎型疾病。

他的言語雖是帶來光明，但簡瑞騰心知肚明，這盞燈是昏黃的光，而非明朗的豔陽，他有信心可以解決阿淋的頸椎退化症狀，但她原來主訴的病症，無論是頭痛或是暈眩，怕是自己的能力解決不了的。

投入頸椎疾病鑽研　**找到自己的藍海**

他用著一九九三年從老師身上學到的手法，為阿淋的頸椎進行減壓、固定與融合術，處理上的「手路」，與陳英和醫師當年教他的並無二致。

過往在花蓮受訓的那段時期，無論是陳英和醫師、于載九醫師、許世祥醫師，常掛在嘴上的，是一句「以病為師」。簡瑞騰總以為，那是老師們心裡柔軟的那一畝地所孕育的人文精神，但是阿淋在術後的恢復狀況，讓他深刻的體悟到這四個字原本的重量，對於一位臨床醫者而言，竟是那麼的難以忽視。

阿淋不僅肩頸不再酸痛、手腳不再痛麻，甚至連她愁了十幾年都無法治癒的暈眩、頭痛，全都在術後以最為果決的速度從她的身體離去。

「簡醫師我跟你說！」阿淋回診時神采奕奕，原本就圓潤可愛的臉龐也不再蠟黃蒼弱，反之透出了粉色的明亮，那是健康的身體為她畫上的天然胭脂，**「我家的神明果真有靈，那時候你說要開頸椎，我擔心得不得了，結果我去頂樓問神明，第一次就給我聖筊！」**

當阿淋眉飛色舞的讚歎著自家神明慧眼識人時，簡瑞騰臉上帶著笑，但心裡卻像兒時記憶中那難得珍貴的鐵盒水果糖，五顏六色的，一如他心中擁有的疑問、神奇以及急著想尋找解答等各種情緒，只可惜這些情緒卻像那鐵盒子，洞口小得可憐，總得試個幾次，水果糖才能順利的倒在手心上。

洞口雖小，但關不住他亟欲探討的心。他開始一頭鑽入查證與研究，赫然發現，阿淋的症狀，早在一九二六年就有 Barré 和 Lieou 這對師生檔的神經內科醫師以法文提出這類個案的報告，稱之「後頸部交感神經症候群」。

一般典型的頸椎退化會因為橫向的運動感覺神經壓迫引起特定相對應的症狀，帶來的是肩頸、手腳等麻痛感，這在臨床上相當常見，但這兩位學者卻發現了另一個不常見甚至時常因為病狀多且雜而被忽略的「**非典型頸椎疾病**」，由於這類的交感神經刺激屬於縱向，因此會引發全身性、瀰漫性症狀，從上到下，從裡到外，導致頭痛、眩暈、耳鳴、視力模糊、心悸、胸悶、腸胃不適、泌尿失常等全身上上下下、裡裡外外的不舒服，這一連串「非典型」症狀，不僅令患者苦不堪言，也讓困在專科領域中的醫師們因難以跳脫框架而無法可解。

可惜的是，發現的雖早，投入的研究卻少的可憐，這類非典型頸椎疾病被迫成為黏在鐵盒最底下，任由孩子再怎麼搖也取不出來的水果糖。

雖然文獻不多，資料也難尋，但在簡瑞騰的積極探索下，發現卻不少。

其中由臺灣黃永彥醫師所著作的《頸部疼痛與頸椎疾患》，讓簡瑞騰第一次聽到頸椎椎間盤退化與交感神經症狀的關連性；再來是一位日本神經外科醫生松井孝嘉所寫的《其實，你一直看錯醫生》，書中表示，許多頭痛、肩膀僵硬、慢性疲勞、憂鬱、暈眩、自律神經失調、失眠者，無論如何求醫，總是得不到妥善的治療，期盼痊癒更是屢屢落空，松井孝嘉直指，其實這些「難病」，大多原因都出自頸椎。

而另一本《Disorders of the Cervical Spine》則為美國內科醫師 Dr. John H. Bland 所寫，討論頸椎各種病變的診斷與治療方法，也言明，頸、胸、腰無論在結構上或功能上不僅相連且互為影響，治療患者必需以全脊椎、全人的方式才能盡可能避免誤診，甚至也才不會讓病人多挨一刀。

「這不正是所謂牽一頸而動全身的概念嗎？」簡瑞騰在幾本書中，獲得很多，若要他以一句話總結，即是這句「牽一頸而動全身」。

看著阿淋從他診間轉身踏著輕盈且愉悅的步伐準備離去，護理師貼心為她打開診間大門之時，簡瑞騰似乎看見了自己曾經幻想過的那扇門，那扇通往醫學中的藍海之門已經被打開了。

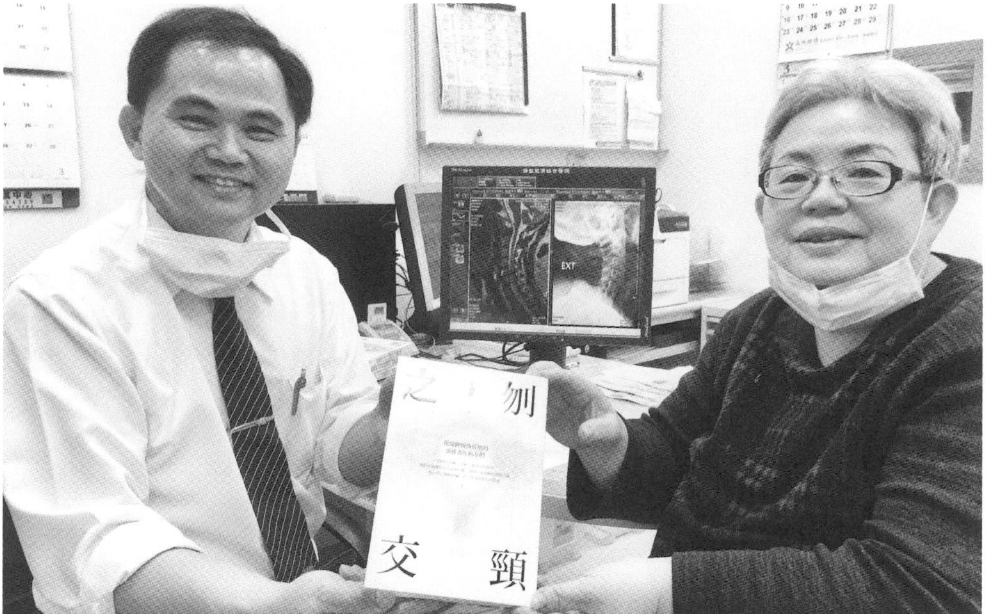

來自台中的阿淋因非典型的頸椎病，引發眩暈、頭痛及全身性、瀰漫性症狀，2009年頸椎手術後，困擾十多年病痛一夕解除。治療過程收錄在2019年出版之《刎頸之交》一書中。2020年回診時，簡瑞騰親送此書，感恩她開啟簡醫師探索「交感型頸椎病」的大門。圖／簡瑞騰提供

第十二章

分享與挑戰

二〇一四年
某醫學中心・演說廳
簡瑞騰醫師

臺下眾人的眼神，寫滿了質疑與不相信，甚至有人打從他開口沒多久之後，就盼著演說結束以提出滿腹的質疑。

當投影片播放到最後一張，即使他早已經有了心理準備，但面對臺下一一傳來的質疑、疑問以及不相信，就像一場颶風，刮走了他僅存的信心，甚至有那麼一度，內心的倉惶逼著他不如就此隨風而去，趕緊下臺。

但臺下一雙堅定的眼神給足了他對抗颶風掃來的勇氣，那是他最敬重的人，而他的眼裡除了肯定，還有足以令他穩穩站在臺上的信心，那是陳英和醫師。

阿淋之後，簡瑞騰接連幾年為多位交感型頸椎病症的患者進行相關的手術與治療，他們的症狀就像萬花筒，看似相同，卻又不同，有人頭暈，有人心悸，還有人連健康的牙齒都痛得受不了，但在各自的專科卻又獲得健康無虞的診斷。從那之後，他一個個用骨科的手法從頸椎下手，除去他們那些原以為是莫名的病痛。

一次聚會上，他鼓起勇氣向陳英和醫師請教，**「您是否有處理過類似的患者？」**

陳英和自然是有的，只是他沒因此而一頭栽入與鑽研。

簡瑞騰坐在他身邊，恭恭敬敬的一如還像當年的住院醫師，以報告式的謙虛口吻提出自己這些年來所領悟到的觀察，他驚喜的發現，陳英和醫師雖然始終不吐一語，但專注聆聽，不時肯定點

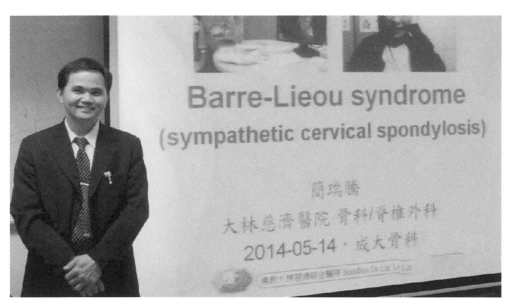

簡瑞騰在全臺各醫院分享獨門的「交感型頸椎病」的臨床治療，圖為 2014 年在成大骨科分享其研究成果，引發廣泛討論。

頭，直到他論述完畢，給了他既是鼓動人心，也是沉重的叮嚀：「我肯定你的努力，但你要知道，這不會是一份輕鬆的工作。」

不藏私傳授　為解眾多患者之苦

恩師一句話，讓簡瑞騰比以前更加全力衝刺，甚至開始在臺灣以及國際間大大小小的學術會議上發表交感型頸椎病症的臨床報告，而促使他跨大步伐，從鄰里間的口耳相傳，決心自主向外分享的起心動念，毫無疑問的也是受恩師的影響。

二〇一一年，陳英和邀請臺大、榮總與長庚醫院的骨科醫師們，每兩個月一次在臺大醫學院景福館召開「脊椎晨會」，有別於正統的醫學會議，脊椎晨會上的氛圍輕鬆自在，透過個案討論的方式，讓彼此對於「經椎弓切骨矯正術」能更深入瞭解。

有人曾納悶的問陳英和：「這個手術全世界會做的醫生沒幾個，至今也是你累積的個案數最多、病人最多，你把自己的獨門功夫傳給學生也就罷了，怎麼捨得還傳到其他醫院去？就不怕被搶了飯碗？」

陳英和起初只是笑，那個笑容所帶來的能量，足以照亮世界，「這是『公共財』，是我從病人身上學來的，如果留在我身上，哪一天我老了，想要找個徒弟來傳授都沒有用，因為已經不是最佳時機了。」

他內心的那份柔軟始終都不是為了給自己一份舒適，而是為給了病人一條更安然的求醫之路，**「現在這樣的病例還很多，如果我可以將我的技術透過這個方式傳遞給臺灣骨科界，那麼就能有更多病人能提早脫離苦痛。」**

當時，急著想向陳英和學習的骨科醫師很多，除了在骨科會議或研討會上與之討論，甚至不惜來到花蓮向他學習，陳英和考量這些短暫的討論與學習不足以傳承完全，因此不僅主動發起脊椎晨會，甚至還將晨會地點選在大家都方便去的地點；而會議時間就訂在週六早上的八點三十分，正因為該時間地點不但方便北部醫師參加，中南部上來的可搭第一班高鐵準時赴會，即便花蓮的醫師也可乘坐從花蓮到臺北的第一班火車，抵達時間是八點十二分，從臺北車站走到臺大景福館僅約十分鐘，剛好夠他能趕赴八點三十分的研討會。

經椎弓切骨矯正術在脊椎晨會的次次召開之下，逐漸在各大醫院的骨科中傳來令人欣喜的治療案例。

除了恩師，另一名在潭子的台中慈濟醫院前輩陳世豪也是不吝將自己的一身功夫與研究傳遞出去的好醫師。出身長庚體系的陳世豪在長庚好長一段時間之後，接手了岳父的診所，然而他不願只是一位單純的骨科開業醫，他還想為病人做得更多！

因此他一邊經營診所，一邊與因緣際會之下認識的陳英和醫師共同討論難症處理，甚至還前往花蓮跟刀、也週週回長庚進手術室觀摩王清貞院長運動醫學方面的手術，潭子慈濟醫院啟業之後，他是第一批報到的醫師，也是在這個時候，他開始醞釀升副教授的資格，並撰寫出一篇又一篇的學術論文，至今不輟，最後升等為教授。

「**每一篇研究論文都是我自己寫的。**」陳世豪曾有感而發的告訴後輩，這些得來不易的醫學研究、學習基礎，他將之一篇一篇寫下來不是為了自己的名氣與名聲，「**我希望可以留下來給後輩，讓他們可以少走一點冤枉路，或是從文章裡面學到了什麼、並應用在臨床治療上。**」

除了寫文章，他也每週前往花蓮慈濟大學醫學系教課，教的必然是骨科相關領域的知識！

緊跟在後　身負其重

一直以來，簡瑞騰在手術中站在前輩們的面前，看著他們精湛的術法，在醫學領域中，他緊跟在後，望著他們寬闊的背在承擔起推動骨科醫學進步的重責之下，逼自己得更為厚實挺立。

看著、望著，這些學習與感受也在他心裡鋪上一層飽滿著養分的厚土。對於交感型頸椎病症的治療他已經累積不少臨床個案，他有自信，這確實是另一個能夠為患者帶來光明未來的骨科醫學新知，在臺灣，這類流連在各大醫院，卻始終得不到解答與治癒的病人，太多了。

他先是在慈濟各會所所舉辦的場合分享，也因此來了不少北中南各地的民眾前來求診，其中一位來自新北市的先生在治癒之後，親手繪製一幅「送子觀音」給他。

簡瑞騰看著，不明所以，笑問著：「我又不是婦產科，你怎麼會畫送子觀音給我？」

老人只是不發一語的笑，要他自己找答案。而簡瑞騰也在凝視著這幅圖不久後，得到啟示——病癒重獲新生，醫如觀音送子。

在小池塘裡，難以聚集魚群，即使魚群被吸引而至，然而簡瑞騰也只有一雙手，能做手術的時間也就那麼多，他必須將所得的新知廣傳，將技術傾囊相授。

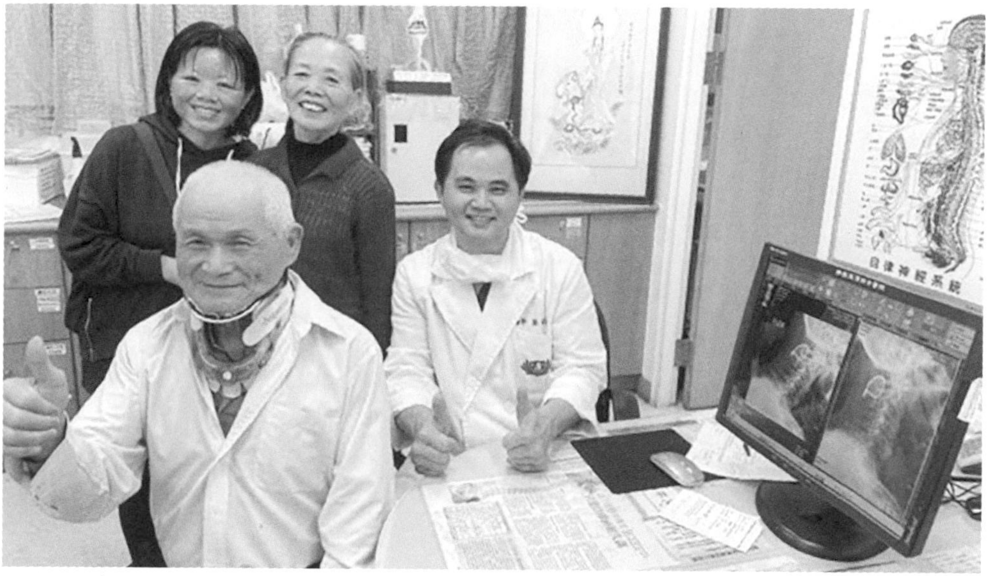

在替來自新北市老伯治癒高位頸椎疾病後，擅長繪畫的病人回診時送了簡瑞騰一幅送子觀音圖（照片後方圖），意味著病癒重獲新生，醫如觀音送子。圖／大林慈院提供

於是他開始在醫界分享，但所得的回饋，並不如所想。

「真的有這個病的存在嗎？」、「你是用什麼方式、如何經由精確診斷，來做出手術決定？」、「有什麼樣的醫學論證可以支持？」、「雖然臨床案例很多，但有基礎醫學理論的支持嗎？」

面對排山倒海而來的質疑，原本填滿在腦中對此病的種種瞭解，全都化作了一陣花香，隨著空調消散在廣大的演說廳中，他再呼吸，只吸入了冷冽冽的空氣。

勇氣 來自患者的信任

在醫療這條路上，他也曾有過膽怯，也曾經有那麼幾個稍縱即逝的片刻，他想放棄轉身。例如在獨自承擔阿吉伯的治療時。

那是當阿吉伯頸椎挺直，舌頭不再向外吐，口水也不再遍流胸襟，甚至擺脫了鼻胃管與抽痰機，不僅能開口說話、正常進食，早上還能悠哉的躺在病床上看報紙之後。無以名狀的害怕就像牽牛花的莖，不斷的向上往他的心頭攀爬，開出一朵朵看似無害，卻又具有毒性的紫色喇叭花。

過往，他確實多次擔任過陳英和醫師在做經椎弓切骨矯正手術時的助手，陳英和醫師也不只一次對外稱讚，簡瑞騰是他在這個手術上最信任的得意門生，並將信任付諸行動，直接將病況複雜、生命垂危的阿吉伯交付予他。

「**主刀不是我，有老師在旁邊，還是不一樣的。**」看著阿吉伯駝著背、彎著腰，簡瑞騰從過往協助老師的經驗中，很快就知道下一步不只是一次的手術，得歷經無數回艱困又可能危及生命的刀，才可能讓阿吉伯如陳英和醫師治療的那眾多僵直性脊椎炎患者一樣，挺直腰桿回到幾近正常的人生。

「**但老師不會在我身邊跟著我一起手術，我可以嗎？**」他自問，即使技術在身，但手術房裡有太多看不見的變數，隨著空氣擾動著所有人的心，如果夠幸運，將能相安到最後的縫合，如果不幸多一點，當危急閃爍，整個手術室的人將仰賴他的判斷，這個判斷必須快速、果決，不容一絲錯誤，因為只要踏錯了步，最嚴重的狀況，就是斷送手術台上那人的性命。

當時看透了他的舉足不前，並注滿勇氣予他的，就是阿吉伯。

「**簡醫師，我想要能夠站起來，這個腰椎的手術，你打算什麼時候做？**」

阿吉伯的一字一句，就像老家雞寮裡那一把把新鮮的雞糞，一劑又一劑的在簡瑞騰的心中疊出足以令人窒息的氣味，他覺得喉頭緊縮，「**以你的狀況，要動好幾次的手術，而且每一次手術的風險都很高。**」

如果說，是簡瑞騰想勸退阿吉伯，不如說，簡瑞騰也嘗試著在勸退自己，但是在此同時，他卻又不覺得自己將那一劑又一劑的雞糞掘出心口之外會覺得輕鬆一些，反之是更加難受——難受的是，難道要因為這份膽怯，讓阿吉伯就此一生？

這有違他所承襲的醫道，有違他當年決心從醫的那份真心。

「**我把整個人都交給你。**」阿吉伯看著簡瑞騰的雙眼炯炯有神，與他剛到院時的飄渺渙散判若兩人，而他對眼前這位醫師的信心，同樣也在這段時間以來，變得堅定不摧，或許是從他抵達時那一天，簡瑞騰親自抱著他照X光，也或許是簡瑞騰每回探望逗他開懷的幽默，或者，是在這段時間的相處以來，他的一舉一動，讓他深信，眼前這位無疑是位仁醫，將自己的生命交付給他，即使結局將有違企盼，他也甘願承受上天給他的人生安排，「**我相信你，開就對了！**」

近悅遠來　推廣交感型頸椎病症

而這一回，面對著醫療界那些質疑以及不以為然的提問，給足他勇氣的，除了恩師在臺下的眼神鼓勵，依舊是他的病人。

曾有一名也來自北部的病人，半夜由家人開著車一路往南，抵達大林慈濟醫院時，星辰還高掛空中。看了看車上顯示的時間，此時才凌晨四點，但她能怎麼辦？網路預約總是額滿，她非得那麼早到，才能搶到現場那少得可憐的掛號名額，為她折磨了那麼久的病痛找到出口。

等到她看到診的時候，天光不只已亮，距離凌晨四點也過了好久、好久。

而像她這樣的病人，不在少數，屢屢讓簡瑞騰的心緊縮得發疼，正因為信任，患者願意苦苦等候，只為了讓他診斷這一身怎麼查也找不出原因的怪病究竟從何而來，不顧舟車勞頓與照護困難等問題，從外縣市來到大林接受手術、住院以及往後每一次的追蹤與回診。

對簡瑞騰而言，交感型頸椎

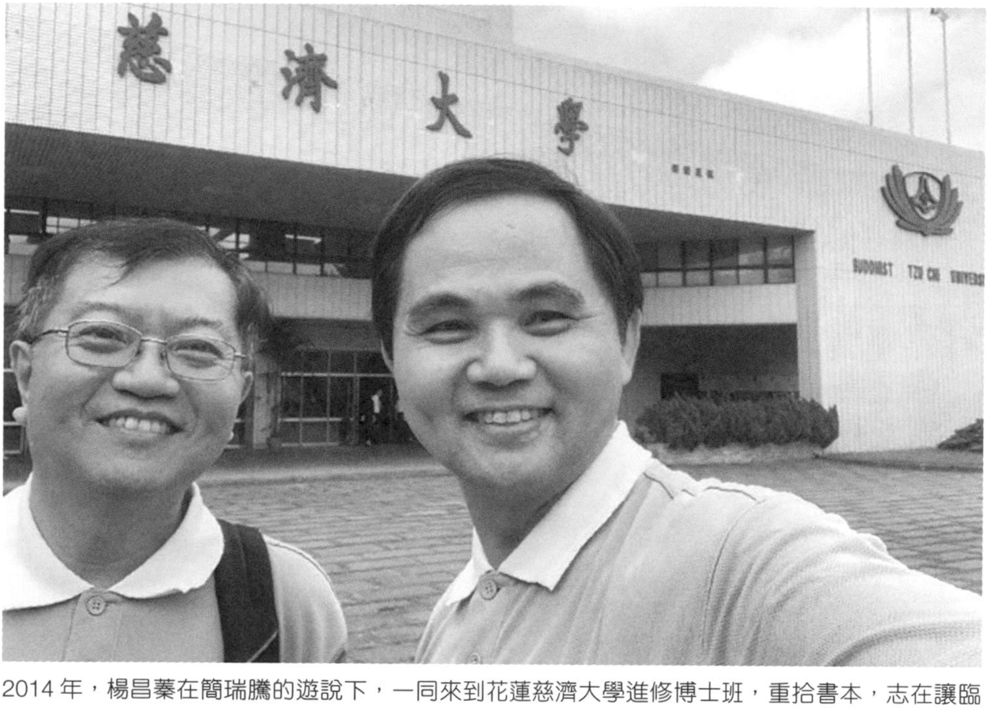

2014 年，楊昌蓁在簡瑞騰的遊說下，一同來到花蓮慈濟大學進修博士班，重拾書本，志在讓臨床成果更能有學術研究來佐證，造福更多患者。

病就像舌骨。舌骨雖然有著支撐咽喉的功能，但卻因為沒有跟其他骨頭有關節連接，而時常被否定是頭骨的一部分。在醫界，同樣也不認可有交感型頸椎病的存在，因此這類患者往往只能流連在各專科之間，吃了無數的藥、做了無數的自費檢查，最後病人依舊只能回到自己的窩，獨自承受身體所帶來的苦，他有不少病人甚至還被家人質疑是不是想藉此偷懶不工作？是不是精神狀況出了問題？無論身與心，都被糟蹋著。

「從臺北到大林很簡單，靠Google Map一定沒有問題，但是對這種交感型頸椎病症的患者，要得到診斷跟治療，靠介紹、Google是不夠的，一定要將牽一頸而動全身的觀念大力在醫界推廣。」交感型頸椎病症的診斷與後續追蹤確實麻煩，面對病症不那麼單純的患者，並透過各種觀察與檢查確定究竟是交感型頸椎病或只是單純精神問題所引起，對醫師而言必須耗費許多心神，簡瑞騰深知，如果可以選擇，對這類患者敬謝不敏或許是更好的出路，但他就不是這樣的醫生，陳英和醫師也不是這麼教他的。

那天走出演說會場，簡瑞騰重重的吐了一口氣，這是一口承受著質疑但是又無法原諒自己提不出辯駁的氣，於是他當下就做出了決定，「**要醫學論證是吧？那好！我就去念研究所，把醫學論證做出來！**」

第十三章

脊椎微創內視鏡手術之路

二〇一四年
大林慈濟醫院．手術室
劉耿彰醫師

躺在手術台上的，是一位虛歲已經一百歲的老人家，而她要動手術的部位聽在一般人耳中，非同小可，但唯有執刀醫師劉耿彰知道，如果要減緩疼痛，這台手術，勢在必行，而根據他歷經千台以上相關手術的經驗，針對這類高風險的病人，他可以採取微創的方式將風險降到最低。

回想在手術前，她的孩子帶著她來，在檢查與評估之後，劉耿彰看著她密密麻麻的就診資料，得知她已經做過無數的低侵入性止痛方法，包含施打類固醇、神經阻斷術，甚至將嗎啡的藥量調到最高，卻依舊無法壓制竄往她全身的痛，於是他做出了一個令眾人都深感訝異的決定——手術。

為百歲長者施行脊椎手術，這句話帶來的恐懼宛如一朵烏雲，為家屬的臉抹出一道幽暗的陰影，但劉耿彰很快就決定讓陽光灑落診間，**「我會為她執行脊椎內視鏡手術，這個手術可以側入，也能後入，而側入只要以局部麻醉的方式開刀即可，病人清醒，風險就能降低很多。」**

他細心的解釋，以老人家脊柱狹窄的問題，透過脊椎內視鏡手術，傷口僅一公分，醫師即能以小窺大，加上影像醫學的清晰指引，有很大的機會能解決老人家因為脊柱狹窄而導致神經被壓迫的日夜苦痛。

「用不到一公分的開口，我們就可以將壓到神經的骨刺移除，就好比把堵塞的水管弄通暢了，往後她走路也就不會痛了。」這句話，他轉而對著老人說，臉上帶著自信的笑容，這個笑容是給她鼓勵，也是給她安慰，因為打從她緩步走入診間的那一刻，椎心刺骨的疼痛早已讓她的眉間形成一道如同燙傷後皺摺，那是緊緊攣縮著、苦不堪言的一張臉，看得劉耿彰心疼不已。

她的孩子還在躊躇，即使他們老早就已經打聽過劉耿彰的名聲與技術，但她們卻怎麼也沒想到，這位醫師竟然如此大膽的要為他們百歲的老母親動脊椎手術。

「好，醫生，我就把自己交給你。」先開口的，是老人家。這輩子她的歲數之長，人人欣羨，但唯有她自己知道，這些年來神經壓迫所導致的疼痛，令她覺得若如此而生，不如就此化為塵土，還給自己一身從容。

成大體系出身　在大林扎根

劉耿彰絕非大膽，對比他剛來到大林慈濟醫院時，看見慈濟體系出身的醫師們的作風，他反之而是小心翼翼的。

大林初啟業時，他就來了，當時骨科部包含他也不過才三個人。其中，在花蓮慈濟受訓出來的簡瑞騰最令他嘖嘖稱奇，因為他可以接手任何病情的病人，勇於嘗試創新的術式，也常獨自承擔困難又高風險的手術，這與自己在成大所接受的教育訓練截然不同。

當他在成大，時為成大醫學院的院長黃崑巖教授，將美國的醫學教育和醫療模式帶回成大推行，這套系統強調分科、分工、合作和實證醫學，當遇到棘手的個案，除了仰賴個人經驗，還必須得有科學證據，才能做出最終的醫治決定。從醫學生到住院醫師，這些理念透過一再的訓練早已輸入到劉耿彰的醫血之中。

因此當他聽聞簡瑞騰在分享過往跟在陳英和身邊，在資源短缺的時候，居然可以就地取材，發揮創意，用唾手可得的任何器材來協助醫治作業，他總感不可思議！

也是在那時候他知道，醫學中心與東部的新建醫院有多麼的不同，醫學中心擁有強大的後援，然而早年花蓮慈濟醫院的第一批醫師，即使再年輕，也已經是院內的最後一線，他們只能義無反顧、勇往直前。

大林剛啟業的時候，他們骨科這三位年紀與資歷相仿的醫師們，不也是如此嗎？同體系的骨科大家長遠在花蓮，難能即刻支援。

大林慈濟醫院創業啟始雖然後援稀薄，但劉耿彰卻待得很愉快。每當有人問他：「成大醫院受訓出來的醫師，只要在外面醫院待上一年就可以回去了，你為什麼不回去？那可是醫學中心呢！」

起初，劉耿彰只是笑稱有緣，他未曾細想過這個問題，確實，大林慈濟醫院位處非都會區，然而常見疾病大多是關節炎、脊椎問題以及創傷，對骨科醫師而言，皆是基礎功，比較複雜的案例也不是沒有，但骨科伙伴們會一同集思廣益，各自找方法、看書、讀資料，討論出最佳治癒的方式。

但隨著這個問題被問得愈多次，他也在此待得愈久，心裡的答案就逐漸清晰，因此再一次面對相同問題，他不再只是笑了，他會回答：「因為這是一個很好的環境，慈濟把醫生稱做『大醫王』，可見對我們的尊重與重視；志工們也會不捨我們勞累，盡全力照顧我們；而且這裡的病人對醫生也很尊敬，還很信任我們。」

他還記得到院不久，他就為一位因車禍而大腿嚴重骨折的四歲孩童治療，那時一家三代擠滿急診，在充滿擔心和期待的激辯後才將家中的寶貝交付給這位年輕的醫師，但經過精心的治療後，那孩子骨折痊癒，完全復原，至今也都大學畢業了，他的父母還不時會帶著他來探望，並一次次的道謝，宛如他是這孩子的救命恩人。

「我認為這是骨科醫師的專業之舉，在大林這地方，卻變成一個神奇的故事，一直在鄉里間傳說著。」劉耿彰總笑著告訴朋友，大林雖小，但病人既樸實又親切，加上骨科伙伴們團結一心，於是這一待，就讓他待到了現在。

而大林慈濟醫院骨科部的發展也宛如花蓮慈濟醫院的翻版，從個人得擔綱起全部次專科的治療，逐漸往細緻分工而去；而他也在脊椎微創內視鏡手術的領域中，走出了屬於自己的一條路。

吸收骨科新知　敞開脊椎微創之門

他開始耳聞骨科微創內視鏡手術，是在成大當住院醫師的時候，當時骨科微創內視鏡手術才剛開始在全世界緩步萌芽，他常與幾位師兄弟以及老師一起討論該如何利用內視鏡手術取代過往骨科「大刀闊斧」的手術作法。

由於傳統脊椎手術要看到整個病灶部位必須切開皮膚，剖開肌肉、切除部分的骨性結構，再找到神經加以保護後，才能進行脊椎相關疾病的治療，雖然透過經驗與技術，加上一些儀器設備的輔助，病人得以在手術之後獲得痊癒，然而過程中難免會對背部肌肉、脊椎骨骼及關節造成傷害，也有傷及神經的風險，往往以往一個脊椎手術，即使只是一個椎間盤突出的切除手術，病人都可能要躺個幾天才能咬牙勉強起身下床。

脊椎微創內視鏡手術強調傷口小、對肌肉組織及骨性結構的破壞非常有限，然而起初剛開始發展時，內視鏡僅能透過脊椎上天然的孔洞——椎間孔針對特定位置的病灶進行治療，倘若內視鏡到病灶的路徑因椎間孔太小被卡到，手術處理範圍受限，就會導致切除不完全，所以適用的患者有限，也就無法被大多數的醫師接受。

而後這幾年，在手術器械及影像系統的進步下，目前脊椎內視鏡不僅能處理的範圍幾乎可涵蓋整個脊椎，而且工具更多樣，技術更進步，看得也更清晰，因此大大擴展了手術適應症。曾有過出國學習肩關節與膝關節內視鏡的基礎，劉耿彰在脊椎內視鏡手術上，幾乎得心應手，再透過大體模擬手術的加強，他打從二〇一四年開始，就展開了第一例的脊椎微創內視鏡，當時臺灣進行這類手術的醫師還寥寥可數。

曾有一位十年前來找他就診並主動要求動微創手術的病人，在一次搬重物時，再一次的導致椎間盤突出，這回他再找上門來，開口要求的依舊是以微創做手術。

「**從二十公分變十公分也叫微創，從十公分變五公分也是微創。**」看著他的片子，劉耿彰解釋，除了椎間盤突出，脊椎也有些退化，甚至有狹窄的現象，如今若要開小傷口的手術，他新學到一個技術，但應用在病人身上的案例數還不到十例。

「這個脊椎微創內視鏡手術不僅可以局部麻醉，傷口也只有一公分，而且開完刀後馬上就可以下床，你要不要試看看？」對方不僅是自己十年前的病人，同時也是父親過往的部屬，但劉耿彰沒有人情包袱的顧忌，只因為他血液中承襲著成大系統有憑有證的血統，以及揉合了慈濟醫院體恤病人的醫道，是做足了功課才這麼開口建議的，**「我有做過大體模擬手術，在你之前，做這個手術的病人也都成功了，你絕對不是白老鼠，我有信心可以做，就看你信不信任我。」**

他幾乎沒有猶豫，疼痛與過往的成功，讓他開口應答，這一聲的「好」，換來的是一個小時的手術以及近乎神奇的恢復速度。

當劉耿彰算準了他麻醉退得差不多並前往查房時，他已經換上了自己的私服，見劉耿彰走過來，他也朝著他走過去說：**「我感覺都好了，應該可以出院了。」**步伐既穩健又有力量，原本的疼痛感完全消失，而這距離手術結束，也不過才短短幾個鐘頭。

臨走前，他笑瞇瞇的告訴劉耿彰，他很慶幸自己再次相信他，**「劉醫師，你這次幫我做的，才是真正的微創。」**

從十例起步，漸漸的再突破百例、到上千例，一次次的成功宛如過往，在大林鄉間成為了傳說，但在骨科界，劉耿彰卻走上了與簡瑞騰與吳文田一樣的坎坷之路，如此的創新與發現，起初也不被骨科界認可，甚至劉耿彰必須稱之為老師們的骨科界大老們，眼底也寫滿著質疑。

簡瑞騰與吳文田選擇在學會上報告、四處分享，劉耿彰不僅如此，還多次出國發表，甚至直接將老師們請進手術室，親眼見證脊椎微創內視鏡手術不僅能醫治各種脊椎疾病，且從腰椎、胸椎到頸椎都能執行，另一方面，無輪是融合或減壓也都能一步到位，甚至病人在麻醉退後，不僅能即刻下床走路，還會問他：「醫師，你幫我手術的傷口在哪裡？」

這樣的親眼目睹，讓骨科界對此項技術開始投以信任，其中，也包含了陳英和醫師，不僅將自己的病人從花蓮介紹到大林給劉耿彰開刀，甚至將佛教慈濟醫療財團法人執行長、同時也是知名心臟內科權威的林俊龍醫師，也決定交給劉耿彰，透過脊椎內視鏡手術為其進行減壓融合手術。

那場手術安排在早上，中午劉耿彰過去探望時，林俊龍執行長已經悠閒的在享受午膳時光，看見他來，笑臉盈盈的說，「神經痛都好了，傷口也不痛。」術後復原良好，「我已經七十歲了，本來還想著那麼痛，不如就退休吧！現在都好了，我想我還是繼續留下來為病人看病吧！」

提攜後進　千例經驗無私分享

漸漸打開臺灣脊椎微創內視鏡手術的大門之後，劉耿彰也無私分享，甚至擔任臺灣脊椎微創內視鏡醫學會理事長，致力將自己上千例的經驗與願意學習的前輩、後起之秀分享，且每兩週都會召開線上會議，進行個案的討論與分享，這一舉猶如當年陳英和將「經椎弓切骨矯正術」分享給臺灣骨科界，逐步讓臺灣骨科走向世界該技術的領頭羊。

「一個人可以走很快，但要一群人一起走才能走得遠。」在會議上，劉耿彰總會展開他那和煦的笑容鼓勵後進晚輩：「當所有人的技術同時提升時，好的技術才能得以推廣與精進，受惠的患者也將更多；數字只是一個代表，教會別人的成就感比我自己完成手術還要來得高。」

會議結束後，他走往病房，想去看看老人家的術後狀況，雖然他在手術過程中，已經確認了自己的每一步驟已經足夠小心翼翼，但親眼確認結果才能更安心。

雖然年紀已長，但老人家恢復的速度就像他那些開過脊椎微創手術的病人一樣，很快就能起身。病房裡的氛圍與在診間時截然不同，此刻，溫馨滿溢。

「阿嬤，都還好嗎？」劉耿彰問。

「都好、都好。」老太太笑著，說話聲輕柔溫巧，「你讓我重獲新生！」

第十四章

意想不到的收穫

二〇一四年
花蓮慈濟大學・教室
楊昌蓁醫師

有時候，他覺得自己是被簡瑞騰拐來的。

講臺上，教授正在滔滔不絕的進行難以透過視訊進行的論述，楊昌蓁大部分的思緒都是專注的，但某一些部分卻像個難以坐得安穩的孩子，偷偷的溜到記憶的某個片段——那是簡瑞騰興致勃勃的拉著他，哄著他說：**「吳文田告訴我現在花蓮慈濟大學開了一個博士班，修的學分不用很多，而且大部分的課還可以用視訊就好，要不要一起去讀？」**

他已經是第十年的主治醫師了，已經不如初當上主治醫師時那麼有時間，他要照顧的病人、手術與追蹤的病人幾乎剝奪大部分的休息時間。但是進修何嘗不是一件好事？對於繁忙的臨床醫師而言，若能省去舟車勞頓更是再好不過。

「**走啦！跟我一起去讀，也好有個伴！**」簡瑞騰的興奮推著楊昌蓁猶如順水推舟般跟著一起報名。

回憶的片段很短暫，回到現實，他苦笑著哪裡是在作伴？認真上課的大多都是他，簡瑞騰太忙了，門診病人一堆、手術排不完，甚至還兼任副院長的職務，光是行政作業就讓他疲於奔命了。

於是他像個小書僮，認真的讀，拼命的做筆記，在簡瑞騰實在騰不出時間上課時，幫著他一起將落後的進度補上，但他甘之如飴，因為每次被他「拐」著做事，總能為自己帶來意想不到的「禮物」。

誤以為的小醫院　溫暖的氛圍

對，被他「拐」著做事，這也不是第一次了。

第一次的「拐」，是他來面試那一天。他畢業於中國醫藥大學，也在中國醫藥大學附設醫院完成所有的住院醫師訓練，訓練結束後，恩師曾永輝醫師問他要不要留下，或者他知道臺北也有一個骨科職缺，如果楊昌蓁開口，他會幫忙。

但楊昌蓁卻打破了老師原本的想像，他搖搖頭，說著與其在都會區的醫院，他其實更喜歡鄉下醫院的氛圍。

他挑挑選選，選出兩間無論是規模或是地點都符合他想像的醫院——在非都會區的小醫院。其中一間在苗栗，另一間則是才剛啟業不到三年的大林慈濟醫院。他先來到大林，面試官是時值骨科部主任的簡瑞騰。

簡瑞騰沒帶他參觀，也只讓他回答幾個基本問題，接著便拿出手機，像個認識許久的老友般，將椅子挪到他身邊來，肩膀靠著他，跟他分享幾台手術的過程，楊昌蓁一看，心裡就有個底，那都是非常艱難的脊椎手術，他的恩師曾永輝在脊椎手術上也是臺灣骨科界的一把好手，楊昌蓁跟過他不少脊椎的刀，知道哪些刀是簡單，哪些刀是困難，他在訓練期間也最喜歡跟脊椎的刀，更何況在那個時候，臺灣會開脊椎的醫師並不多。

「這個是車禍被送來的，你看他的脊椎被撞得亂七八糟的。」簡瑞騰講著自己在面對病人生命垂危時，是如何構思，並在團隊的協助下，順利完成手術。

楊昌蓁看著，心裡的火苗開始逐漸旺盛，就他所知，如此複雜的脊椎手術只有醫學中心訓練背景的骨科醫師才有辦法做到，於是他心想：**「大林慈濟醫院雖小，但有這樣的前輩在，我一定可以再延續老師的訓練，在他身上學到很多。」**

面談大多的時間都是簡瑞騰在說，楊昌蓁回答的時間相對少很多，簡瑞騰也很直白，歡迎他馬上就職。

於是他來了，來了之後才知道，這雖然是一間在稻田間的醫院，但科別齊全，規模更沒他想像中那麼的小，說實話，偏離他想像中的小醫院簡直是火星到木星的距離！

但他卻沒有因此而感到痛苦，反而在職場中漸漸感到安適，這是一家相當溫暖的醫院，即使不同科的醫師，路過碰面也都會打招呼，醫院的空調總是調得很冷，但這裡的人情卻相當的暖，暖的不只是同事之間的氛圍，還有對病人的體貼。

在這裡的骨科與整形外科合作緊密，在急診遇到急重症患者，往往是兩科醫師共同會診、討論，輪流接棒討論著該怎麼治療才能盡可能保持患者肢體的完整。

當時在骨頭與神經受創嚴重時，國際間的主流處理方式，大多偏向截肢。與其強求保留肢體，也不見得後續功能就能恢復得好，反之截肢後裝上義肢，並透過功能訓練，功能或許能比不截肢更加穩健。

但大林慈濟醫院的骨科醫師與整形外科醫師卻從不這麼想，「**截肢這件事情對病人是一個相當大的心理傷害，我們先想想辦法，總得先做些嘗試，真的不行再走到截肢這一步吧！**」

楊昌蓁的提議，整形外科醫師毫不猶豫的就答應了，因為他們也是這麼想的。

一句提問 勾起過往的恐懼

楊昌蓁就這樣在大林慈濟醫院留了下來，一年又過了一年，始終沒有離去，也是如此，他又再一次被簡瑞騰「拐」了，但這一回可是人命關天。

二〇〇八年他們一起到香港參加第十五屆的全球脊椎技術討論會（International Meeting on Advanced Spine Techniques，簡稱 **IMAST**），短短四天的討論會，來自全球各項脊椎新知聽得他們如癡如醉，而其中就有一位醫師分享俗稱「**骨水泥手術**」的椎體成型術。

骨水泥是一種填充劑，從一九六〇年代時開始用來作為關節手術的補強材料，而討論會上，則分享用來治療脊椎壓迫性骨折，在壓迫的脊椎或腰椎處灌入骨水泥，填充缺損部位，一來可以穩定骨折處，再者也能讓病人不必難忍等待骨頭癒合那幾個月的疼痛。

討論會結束之後，簡瑞騰又是一臉的興致勃勃，但楊昌蓁當時還無法解讀這樣的情緒，於是只能傻傻的回望著他，靜靜聆聽他要說的話。

「**怎麼樣？你想不想試看看做骨水泥？**」簡瑞騰的問沒有帶著一絲一毫的強迫，但之於楊昌蓁而言，簡瑞騰在職務上畢竟是他的主管，「老闆」都開口了，他哪好意思拒絕？

「**真是『夭壽』，這個老闆怎麼會叫我做這麼危險的事情⋯⋯**」這句話，楊昌蓁只能在心裡說，他在心裡替自己找了很多合理抗拒的理由，「**我還只是一個第四年的主治醫**

師，而且灌骨水泥有它潛在的風險。」

他親眼見證過這個風險，就在他當住院醫師第四年的時候。當時他跟已經升任主治醫師的學長一起進手術室，看著學長完成人生第一例的骨水泥手術，但手術之後，病人非但沒能挺直骨折的脊椎，承接他下半生的，是終生的癱瘓。

骨水泥對楊昌蓁而言，無疑是一場揮之不去的陰影，在他內心一角織起令人窒息的網，似乎是在隨時提醒著他，只要一踏入，他將被盤據其上那虎視眈眈的蜘蛛將自己的醫師生涯啃食殆盡。

外科醫師的勇氣　鼓動骨水泥手術的進行

骨水泥手術在國際上並不普遍，源於風險其大，由於使用的仍是關節用的骨水泥，顯影劑量相對較少，只要一時不察、用量過多，骨水泥就會外漏，高達攝氏九十幾度甚至上百度的骨水泥就會像一場沿著瓦斯洩露而橫衝直撞的大火，將椎體附近的神經與血管滅壞。

因此當時骨科界對於椎體骨折的患者，最常給予的建議，即是自然癒合。無奈的是，由於腰椎無法用石膏固定，病人只能服用醫師開立的止痛藥物，動彈不得的苦苦臥床將近兩個月的時間，兩個月過去，將近有百分之八十的骨頭會重新長出、黏合，但若飄來一陣不祥的風，患者也可能在癒合中因為骨頭黏著的方式錯位而導致駝背。

楊昌蓁的奶奶就是如此。痛也痛了、躺也躺了，但是否還能恢復得一如往常那般直挺，必須得仰賴一些運氣，像他奶奶就沒有這般好運，視線再也難以輕鬆的仰望蔚藍天空。

大部分成年人有二十四根肋骨，但有少數人的肋骨會比別人多一根，又稱之頸肋，對血管跟神經容易造成擠壓，導致肩頸疼痛、部分肢體感覺喪失等，有別於頸肋的這份「多餘」所帶來的種種不適，骨水泥的灌注，卻是種恩賜，由於骨質疏鬆所導致的骨折大多發生在第十一、十二胸椎以及第一、二腰椎，這部分是整個脊椎的中心點，也是所有身體動作都會用到之處，等待癒合過程漫長，過程極其艱辛，骨水泥的灌注不僅能縮短疼痛時間，也能降低駝背的比率。

簡瑞騰的提問雖然重拾了楊昌蓁多年前的陰影，但也讓他在診間裡遇到這類患者來求診時，開始在心中問自己：**「難道我真的不能做嗎？我只能看病人這樣痛嗎？」**

於是他開始翻閱文獻、研究，鑽研骨水泥的原理與使用方法，其實術式並不難，只是必須要夠細心，也需要動一些腦筋，才能讓安全加成。

「如果病人不要全身麻醉，只要局部麻醉，加上我不要一次打那麼多，或許就可以控制。」看著堆滿著桌面的資料，他又想，傳統關節用骨水泥用來做椎體時，最為人詬病的就是顯影劑不夠多，難以透過儀器判識，**「如果我再多加點顯影劑呢？」**

於是他向放射科借來顯影劑，幾番琢磨之後，終於勇敢的踏出他的第一步。

骨水泥手術個案　成就博士班畢業論文

「**你會怕嗎？**」病人趴著，局部麻醉讓他得以意識清楚，看著他的背問著這句話時，其實楊昌蓁早已冷汗直流，背都濕透了，這句問句，其實是用來問自己的，「**你若會怕，我就唱《望春風》給你聽。**」

大林慈濟醫院的病人大多以台語為主要語言，楊昌蓁哼唱著老人家們最愛的一首歌，也試著用自己的歌聲讓自己保持鎮定。

終於，他完成了最後一步，緊接著就是成果的展現了。

「**來，你試著翻身看看，看翻不翻得過來？會不會痛？**」他肯定自己方才已經小心翼翼，但是在病人有所動作時，早已流了一身汗的手術服又多添了一些重量，幾乎都可以擰出水來了。

可喜的是，病人成功的翻過身來，驚喜的直呼：「**不痛了！真的不痛了！怎麼那麼神奇！**」

楊昌蓁為患者注入了骨水泥，而手術的成功也給了他一把信心之刃，劃開內心那一角結得密麻的大網，驅離那隻只會吐著恐懼之絲的蜘蛛。外科醫師所具備的膽識與自信開始逐步佔據內心那處被清空的角落，他持續鑽研，也在經驗中掌握訣竅：其一，入針時必須閃過神經；其二，骨水泥必須耐心等到有一定濃稠度時再注入，才不會隨著血液漂流；最後，就是顯影劑的劑量必須足夠。只要掌握這三個訣竅，這就是一個僅需半個小時就能輕鬆完成，並讓病人少受兩個月疼痛之罪的手術。

多年後，他將歷年來關於骨水泥手術的個案與研究重新整理，作為博士班畢業論文。

當他比簡瑞騰提早拿到博士班的畢業證書時，楊昌蓁樂樂的想著，其實這樣被「拐」，收穫還挺多的呢！

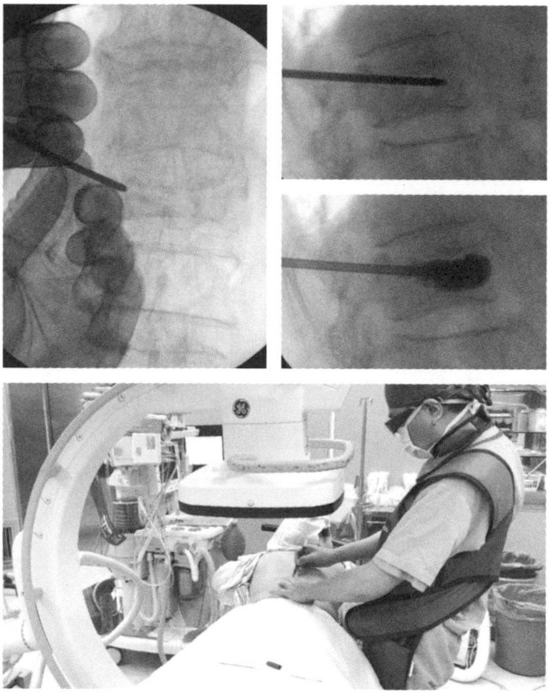

楊昌蓁醫師分享，骨水泥灌注亦即椎體成型術，醫師在手術過程中必須得閃過脊椎神經，於脊椎椎體施打入骨水泥，稍一閃神就可能造成令人遺憾的結果。圖／楊昌蓁提供

第十五章

醫師的嗎啡

二〇一四年
雲嘉地區月會・會議室
楊昌蓁醫師

他在分享，心情雀躍，這是他這些年來琢磨了不知道多少回才終於找到的治療方法，主要用於人工關節置換術之後，如果「配方」得宜，效果就將十分顯著，解決多年來始終折磨著患者術後疼痛難耐的苦楚。

而他分享的對象，同樣也是在人工關節手術上的一把好手，患者無數。

「**這個『雞尾酒止痛療法』真的是不錯，病人手術後馬上就可以下床走路了。**」楊昌蓁說得開懷，對方也聽得興致盎然。

但聽到楊昌蓁為了調整止痛的配方，不僅大量閱讀文獻，在各種藥物之間挑選、調整比例，足足用了兩年的時間，才終於找到最好的比例與藥物放置的地方，不禁也笑問著他：

「你花了這麼多心力是何苦呢？業界在開人工關節置換手術時，都知道無論用什麼方法，止痛效果都相當有限，開人工關節，會痛是理所當然的。」

楊昌蓁一聽，不禁長吐一嘆，「你能這麼豁達的想，是因為你沒有幫自己的阿嬤開過刀！」

力勸家族 為阿嬤動手術

幫阿嬤動人工關節置換術，距離他研發出雞尾酒止痛療法，已經是十多年前的事情了。膝關節疼痛不知道在幾年前，像個急於找到支撐的藤蔓，悄然無聲卻又忍不住性子的，迅速的在阿嬤的膝蓋蔓延開來，八十三歲的老人家一生經歷的戰爭、苦難沒比同輩的少，但膝蓋所帶來的疼，卻讓她的聲聲嘆息足以吹熄對生命的熱情。

她規規矩矩的按照醫囑吃了藥，痛到受不了時，也會去打止痛針，但藥效卻像安慰劑，在她身上起不了多大的效果，時常睡到半夜，還被疼痛給無情的喚醒。這個痛不僅在膝蓋作祟，甚至就像個能到處遊走的癌細胞，隨著血液、神經，將痛向上帶往她的胃、

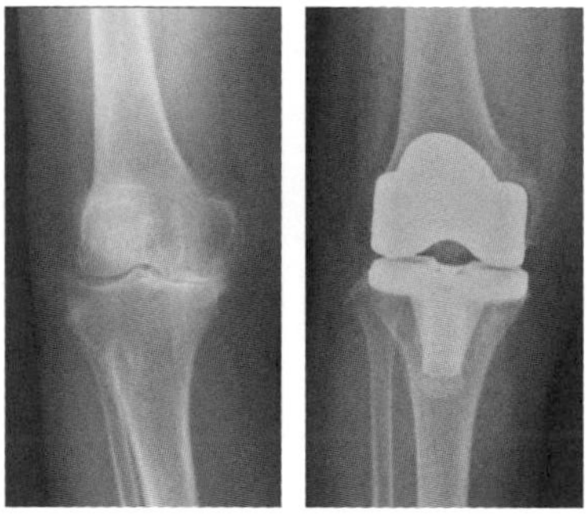

人工關節置換術後，由於術中得刨除部分骨頭並置入人工關節，因此患者在術後都得承受一段時間的「椎心之痛」。圖／楊昌蓁提供

她的腦。

生老病死本是循環，然而終老前一定得被這般折磨嗎？

為了這場手術，楊昌蓁還得面對一大家子的人，說服他們讓阿嬤開刀。

「已經都吃藥、打針了，還是沒辦法改善，我想還是讓阿嬤換人工關節吧！」面對叔伯長輩，楊昌蓁在提出建議時，拋去身為晚輩應當的安分與沉默，改以身為一名骨科醫師的角度，勸慰著眼前不願讓老人家動大手術的家屬。

「你阿嬤都八十三歲了，人工關節手術可是大手術！」叔

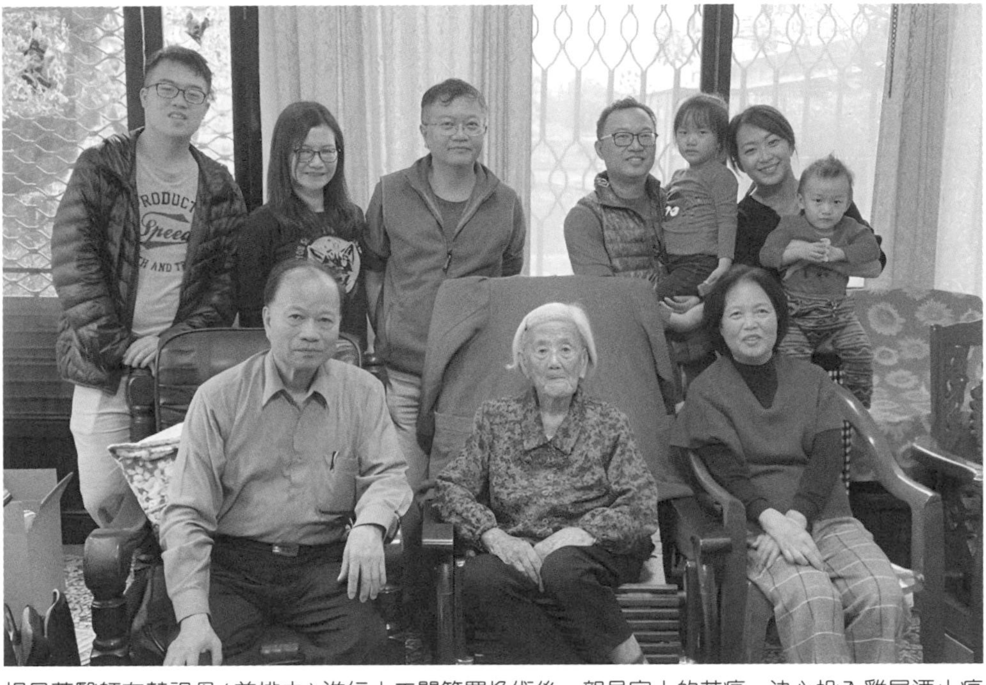

楊昌蓁醫師在替祖母(前排中)進行人工關節置換術後，親見家人的苦痛，決心投入雞尾酒止痛療法。

伯們個個一臉嚴肅，臉上的表情、出口的話語，不同意三字即使沒有說出口，也早已將這三個字所帶來的力量填滿了整個屋子，壓在楊昌蓁的肩頭上，試圖逼他吞下方才的提議。

「身為一位骨科醫師，對於換人工關節這件事情，我還是有信心的。」楊昌蓁放軟語調，在診間、病房，與病人和家屬交流多年，他自然也學會了如何達成良好的醫病溝通，並適時在某些氛圍間，變換不同的語句與情緒，**「痛也就罷了，阿嬤現在連走路都不穩，每次走路就快要跌倒的樣子，導致她也不太想走路了，現在這樣的生活，對她而言，真的好嗎？」**

如果還有其他的止痛方法，楊昌蓁何嘗不願以最保守的方式守護著年邁老人的生活品質？但他從阿嬤的X光上看到的，是第四級的退化性關節炎，意味著沒有其他有效緩解疼痛方式，唯有人工關節置換術方能讓阿嬤恢復些生活品質，如果復健得好，或許生活品質的提升度也將出乎保守預料。

最後，凍結的空氣開始逐漸被晚風吹散，也稍微鬆開了長輩們的一臉嚴肅與擔憂，幾番討論之後，楊昌蓁終於獲得同意，讓他為老人家動手術。

這場人工關節置換手術很成功，雖然阿嬤年紀大，手術風險、麻醉風險都高，但是手術過程中始終有著無名的祝福，沒有任何的意外，也沒有讓眾人驚駭倉促的時刻，一切都是那麼順利，當楊昌蓁為縫合落下最後一針，確認一切無誤之後，便急急走出手術房打電話給父親：「**手術很成功！大家不用擔心。**」

他幫阿嬤裝上了術後按壓的止痛藥，這是人工關節置換術的常規止痛方式，正因為人工關節置換手術需要削骨矯正，術後將產生巨大的疼痛感，然而這項手術成功與否，除了醫師的技術，最關鍵的還是患者術後的復健，只要愈早開始活動，人工關節旁的韌帶與傷口就不容易產生沾黏，對之後腿部的活動幅度、靈敏度都大有幫助，最好的狀況，甚至連蹲、跪都不再需要咬牙苦苦吃力，因此止痛至關重要。

換下手術服，計算著阿嬤從麻醉醒來並轉到一般病房的時間，楊昌蓁帶著笑容走進了病房，等著迎接家人的感謝、歡快的笑聲，以及許多闔家歡樂該有的場面。

但他人才走到門口，向他掃來的，是父親自責的眼神，這一眼伴著的還有一句不捨：

「**怎麼會痛成這樣？**」

他自責著自己，當初怎麼會同意讓老母親進行這麼大的手術？

此時，楊昌蓁的腳步已不再輕快，彷彿又回到孩童時期作錯事時，每踏出一步都帶著惶惶不安，等到他來到阿嬤床前時，阿嬤沒有罵他，但並不是因為她原本就是一位和藹又疼孫的老人家，而是她早已痛得說不出話，就連張開眼、抬起頭看楊昌蓁的力氣也沒有。

挫敗為養分　**為止痛找出新天地**

挫敗化身為一位職業等級的拳擊手，毫不保留的用盡所有的力氣將他給摺倒。

他一直都是知道的。他在人工關節置換術上經驗豐厚，始終都明白，人工關節置換術後有多麼的疼痛，那是毫無理由的理所當然，只要撐過幾天、幾週，一切都能海闊天空，但那是他身為醫師身分時的感受；如今想來，那曾經對著病人與家屬說出的這些話是多麼的天真可笑？當自己身為一名家屬時，那個幾天、幾週，隨著床上的家人齜牙咧嘴的哀嚎，吐出了成團猛烈的蜂，螫得人蜂毒竄流全身，心疼難捱，每一秒都跟著在受罪。

他明明也是知道的，很多患者因為人工關節置換術後的「椎心之痛」，即使術後能行走如常，但當另一隻腳也面臨退化到不得不做手術時，往往能提起勇氣再來做一次人工關節置換術的人，比例並不高。

那是滲入生命、不願再面對的痛。

此時此刻他才意識到，身為一名醫者，技術不過是必備品罷了，同理心以及如何解決病人之苦，才是必修的學分。

於是他展開鑽研，找尋減緩人工關節置換術後的疼痛之法。他首先想到了微創手術，心想：**「如果傷口小一點，病人是不是就不會那麼痛了？」**

當微創手術正在醫界開始推行時，楊昌蓁幾乎是毫無懸念的投入鑽研與學習，有別於大開傷口時，手術視野能更為清楚，微創手術必須以孔窺探，需要的是膽大心細，起初在還不夠順手時，有別於傳統一個半小時就能完成的手術，微創手術往往得耗上兩倍以上的時間，但病人從麻醉甦醒後，疼痛感大幅降低，併發症也少很多，這讓他滿懷成就，因此即使這條路走得寂寞坎坷，也曾有過挫折，但他仍不願放棄，持續精進自己的技術。

於是一開始，楊昌蓁想依樣畫葫蘆的透過微創手術進行人工關節置換術，但這個想法很快就被現實給推翻——即使傷口再小，人工關節這麼大的一個異物要裝進體內，必須削去不少骨頭、骨膜，人工關節置換術的疼主要不是來自皮膚傷口，而是內在的骨骼。

只要有心，就能在浩瀚的醫學領域中找到一盞指引的燈，即使那像是非洲甘比亞草原上的「路燈草」，小得不起眼，但在愈是黝黑的夜裡，它愈是閃閃發光，引領著迷途的人們，找到歸途之路。

楊昌蓁發現，針對人工關節置換術後的止痛，國外已經有少數的醫師找到了妙法——在傷口縫合之前，於關節處放置止痛劑、麻醉劑與止血劑等藥物，就能讓患者在術後迅速止痛。

然而苦惱的是，這些少得可憐的文獻資料裡，每一篇所用的藥物、劑量卻都不相同，楊昌蓁知道，他在路燈草的協助下，只得到了針、找到了線，該如何穿針引線還是得靠自己逐步摸索。

終於在二〇一三年，他找到了近乎完美的配方比例，由於運用的藥物多元，因此他稱此為「**雞尾酒止痛療法**」。

雞尾酒止痛療法　讓病人隔天出院

「**來，下床走走。**」楊昌蓁走入病房，眼前的這個病人才剛被推入一般病房四個鐘頭而已，距離手術也不過是多幾個小時前的事情。

「**醫生，可以嗎？**」病人躊躇了，家屬也在一旁緊張的搓著手，他們在進行手術前都曾聽動過一樣手術的鄰居、親友說過，人工關節置換術是大刀，而且很痛，痛到讓復健這件事情，往往都得拖到術後三天才能勉強咬牙忍住劇痛進行。

「**試試看！**」

在楊昌蓁的鼓勵下，病人下床了，每踏出的一步，都是輕鬆自在，沒有疼，沒有痛，沒有耳聞的那些可怕的描述，甚至在楊昌蓁要他彎曲膝蓋時，還能達到九十度！這在過往是必須得要練習五到七天才能有的成就，但他在術後四個小時就達到了，符合了人工關節置換術的出院標準！

當天，病人順利的下床行走復健，隔天，楊昌蓁就讓病人出院了。

疼痛是除了體溫、心跳、血壓、呼吸速率之外的第五生命徵象，然而在充滿病與痛的醫院裡，往往不被那麼重視，但對楊昌蓁而言疼痛指數無疑就像腰椎，腰椎是脊柱中最大的椎骨，疼痛指數也是楊昌蓁在所有生命徵象中，同等重視、甚至難以忽視的一項。

大林是個樂於分享的小鎮，鄰里的口耳相傳在短短的時間裡傳開來，透過雞尾酒止痛療法，病人不僅能在當天下床練習走路，預防沾黏與靜脈栓塞的後遺症，術後走路也比起以往更穩健靈活。

有別於過往嘗試為一腳動手術後，就不敢再開另一隻腳的情景，現在楊昌蓁最常聽到的，已不再如常，「**楊醫師，不如兩腳就一起開一開，省得一直往醫院跑。**」

看著病人與家屬樂呵呵的面容，楊昌蓁心底盈滿著欣慰，但仍有那麼一部分路燈草照不到的小角落裡，他仍不禁嘆息，「**如果在阿嬤那時，我就找到了雞尾酒止痛療法，該有多好。**」

即使如此，置身在骨科急速發展的年代，楊昌蓁仍然覺得自己是幸福的，雖然在發展過程中必須克服不少困難，未能成為在樹下乘涼的後人，然而每當他看見病人從坐輪椅到起身行走，從一動也不動的躺在那兒，到爽朗的走進診間向他打招呼，他就覺得走骨科這條路無疑是替自己一次次的注入嗎啡。

他得坦承，這麼多年來他早已上癮，這是一種很難戒除的快樂。

第十六章

醫者，道也

二〇一五年
關山慈濟醫院・骨科門診診間、台北慈濟醫院・手術室
潘永謙醫師、曾效祖醫師

這是一個連續假期，但關山慈濟醫院的骨科診間外，依舊坐滿了患者與陪同而來的家屬。

潘永謙已經不知道自己看了幾位病人了，而且今晚他還得值班。有同學笑他：「**沒聽過當了院長還要值班的！**」

累嗎？或許身體有所極限，但他知道，自己的心依舊精神奕奕。尤其剛剛結束看診的那對母子，更是給了他一劑強心針。

「**潘醫師，真的很謝謝你。**」男子牽著老媽媽的手，告訴他，自己長年在外地工作，老人家隻身一人，行動又不方便，生了病也不去看醫生，「**趁著連假回來，上網一查才驚**

喜的發現，你們關山慈濟醫院竟然還有假日門診！我趕快掛號帶我媽媽來！」

「謝謝你，潘院長，真的很謝謝你假日還願意看診。」他們邊道謝、邊退著走出去，態度謙卑，鞠躬道謝的腰，彎著弧線都是送上誠摯的感恩與祝福。

關山慈濟醫院建立之後，陳英和先是委派學生吳文田支援骨科兩年，而後由潘永謙接手，原本預計也是兩年，但他從二〇〇二年來到關山慈濟醫院任職之後，這一待，就沒有離開過了。

根留關山　啟動小鎮醫療

但其實，曾經他剛報到時，也曾想過「只是」來支援的，兩年後他就會回到花蓮慈濟醫院骨科繼續擔任主治醫師。畢竟關山人口數不多，且醫院規模遠小於花蓮慈濟醫院，對一位醫生而言，就現實面上，其實就是一種「匱乏」——病人少，經驗累積就會不足；同事少，就少有討論與激盪的火苗。遑論生活環境更不比一百三十公里外的花蓮市便利。

然而就在這段「支援」期間，他重新認識了這座小鎮，尤其小鎮裡的天主教私立聖十字架療養院，更讓他原本的支援心態，轉而成為停留下來的根苗。

「那裡的護理師都是從奧地利、瑞士等歐洲國家來的修女，從歐洲到關山，沒有一萬公里，也要八千公里吧？」潘永謙捫心自問，「對比這群白皮膚、藍眼睛，卻義

無反顧的遠渡重洋，將一生奉獻在陌生國境的修女們，那我呢？我連一百三十公里都嫌遠嗎？」

因此過了兩年，當輪調機制正在醞釀啟動，他主動向陳英和報告，自己將根留關山。

然而在關山慈濟醫院方圓四十公里內就唯有他一位骨科醫師，甚至因為醫護人員招聘不易，他即使升任院長仍得跟著同事們一起輪流值班，可是潘永謙仍然沒有後悔當初的決定，甚至一反常規的在假日、連續假期都開啟了假日門診機制，因為他知道，在這個交通不便、人口老化的小鎮，假日反而是子女能帶老父老母來看診的日子。

累嗎？每當在忙碌時，他總想著在花蓮慈濟醫院擔任住院醫師的頭幾年，陳英和老師每每遇見他，總愛問他的一句話：**「老潘，累不累啊？」**

累。一開始他都是這麼回答的。怎麼不累？每天一睜眼，他必須參與晨會，緊接著還得到病房跟著巡診、寫醫囑、開刀，每天下班都已經超過晚餐時間，甚至每兩天還得值一天二十四小時的班，能不累嗎？

「老潘，累不累啊？」下一次再碰面，陳英和老師一如以往，又問起了這句話。幾次下來，潘永謙自己在心裡找到了答案，**「或許老師的意思不是在關心我的生活，而是在教導我要轉變心態，如果覺得工作又累又辛苦，那麼就撐不長久；但如果能轉個念，將這些眾多的工**

作量視為經驗的累積、豐厚可貴的學習收穫，那麼工作就不覺得苦了。」

於是在他頓悟之後，又一次遇到一樣的問題，他這次給出了正面的回應：「不累了。」

陳英和聽了只是笑一笑，就此之後再遇見他，也就不問這句話了。

翻修手術　讓病人重返正常生活

在慈濟骨科體系中，跟潘永謙一樣做著一般外人覺得「吃力不討好的事情」的醫師並不少，從東部到西部，從西部到北部，各有蹤跡。

位於新店的台北慈濟醫院，骨科醫師曾效祖正在進行手術，除了他和病人，這間手術室裡裡外外的工作人員都已經換了三輪，手術時間早已超過十六小時，這才正要進行後續的收尾工作。

但這只是一場健保手術，醫師不賺錢；對醫院而言，醫療費用也遠遠不及三班人力、水電等支出。但是在台北慈濟醫院，尤其在曾效祖的手上，這樣的手術多如過江之鯽。

眼前這名病人是一位已經動了超過四次骨刺手術的七十幾歲老婦，她體內的釘子愈打愈長，花的錢也愈來愈多，但年邁的身體禁不住一次又一次的折磨，始終不見好轉。曾效祖還記得在診間時，她連五分鐘都坐不住，年邁的眼神裡充滿著疲憊與痛苦，話語訴說的卻是一份卑微的願望，**「我只希望，可以好好的坐著吃完一頓飯。」**

曾效祖翻開她的病歷資料，仔仔細細的看，由於老人家是被轉診來的，前幾次手術也並非由他執刀，這一次的手術治療，勢必是一場工序繁瑣的「**翻修手術**」，並非是在技術會遇到阻礙，而是得釐清前面四次手術的範圍、清除手術後的沾黏，再針對病灶重新整頓，如此的「翻修手術」，大多醫師不願意碰。

曾效祖在心裡將這類手術視為是一道功夫菜，耗時耗力，卻賺不了什麼錢，可是當其他醫院將這位病人轉過來時，他還是一口答應了，只因為他很享受當菜餚完成時，那僅僅一刻或一秒的成就。

十六個鐘頭之後，手術順利完成；三個月後，病人用自己雙腿的力量，笑著走入診間。但是在一年之後，她的氣息卻永遠消失在人間國度，而取走她的性命的，是與脊椎疾病毫無關連的心臟衰竭。

嘆息嗎？既沒賺到錢，還整整站了十六個鐘頭為其進行翻修手術。但曾效祖並沒有嘆息，因為每次回診時老婦人總是笑著，告訴他能坐著好好吃一頓飯對她而言有多快樂；離世之後，家屬的一番話也給了曾效祖安慰——**「謝謝曾醫師，你在我媽媽的人生最後一年，給了她一個良好的生活品質。」**

恭逢其時　全脊椎截骨治療手術

翻修手術僅是曾效祖長時間手術中的其中一個類別，讓他站得最久、挑戰大的手術，是「**全脊椎截骨治療手術**」，那是針對非多節脊椎側彎，僅少數幾節脊椎側彎所造成的角狀脊椎側彎所進行的手術。

此術式的困難在於如何在不傷到脊椎旁密密麻麻的神經之下，將一部分的骨頭全部移除，並且得克服在手術過程中，某階段將面臨上半段脊椎與下半段脊椎中間僅仰賴一條神經連接，在不讓神經斷掉的前提下，細心的將兩端骨頭重新連結起來，倘若稍有閃失傷到神經，病人不僅無法從脊椎側彎的治療中獲得嶄新的人生，甚至還可能走向終此一生的癱瘓。

在中國，骨科醫師們將全脊椎截骨治療手術形容為「皇冠上的鑽石」——如果脊椎畸形矯正是皇冠，那麼全脊椎截骨治療手術就是最上面的那顆鑽石，是脊椎畸形矯正手術中最高階的技術。

一生致力於脊椎側彎治療的曾效祖，所經手的超過百度弧形脊椎側彎病例已經多到數不清，甚至在菲律賓傳來高達一百四十度的弧形脊椎側彎病人狀況尋求支援時，陳英和想也沒想，就將此病人轉到曾效祖手上，這對曾效祖而言，無非是一份無可比擬的信任。

而在開展全脊椎截骨治療手術之後，曾效祖站在手術室的時間更久，平均十六個鐘頭，最長甚至達二十二個小時。但他的臉上總帶著笑，即使壓力大、挑戰高，但習得這項全新技術，他可以幫助更多類型的脊椎側彎患者。

而這一切，除了自己的進修，他更認為是一種水到渠成。全脊椎截骨治療手術於二〇一〇年之後開始朝著成熟發展前進，加上自己在成長時期正巧遇到脊椎外科在脊椎畸形矯正方面的大幅進步，並且又習得兩位老師的醫術——陳博光教授的脊椎側彎矯正與陳英和醫師的經椎弓切骨矯正術。

「**沒上基地營，如何攻上聖母峰？**」回到診間，曾效祖即將開啟今天的門診，門診前的作業期間，他不停的想，陳英和醫師曾謙虛的說，自己在四十多歲所創的經椎弓切骨矯正術是生逢其時，而如今的自己不也是如此？

開花結果，是來自於水到渠成，他也深知自己全然投入在脊椎矯正，在手術台上只會產生兩種結果：成功，是一輩子的成就，但失敗了，就會是一輩子的內疚。

門診開始了，走進來的是一位亭亭玉立的大學生，她挺直著背自信的走了進來。她是來回診的，也是曾效祖十一年前的病人，他還記得那時她只有十二歲，長得嬌俏可愛，聲音像貓一樣，慵懶且甜美，但她的脊椎側彎達一百二十度，抹煞了她應有的自信。

知道手術必須後背開一刀，前面也要被劃開長長的一刀時，她怕的不是疼，是醜陋。

於是她央求著眼前的這位大哥哥醫師：「可不可以劃一刀就好？」也正因為她的這句話，開啟了曾效祖兩段式矯正手術的方法，並意外的發現，這樣的手術方法對比傳統側彎矯正手術，對病人在出院之後，不僅傷口更美觀，也不會損及肺部功能。

「曾醫師，下次我什麼時候再回來追蹤？」當年的那個小女孩如今已能露出璀璨的自信笑容。

「下一次嗎？等妳結婚、生了小孩，抱小孩來給我看就好。」曾效祖看著她呵呵的笑著，慶幸自己當年付出了那麼多時間查文獻、看資料，並且為她動了兩次時間漫長的手術，如今只憑這一笑，都值得了。

第十七章

從澎湖來的少年

二〇一六年
大林慈濟醫院・骨科診間
簡瑞騰醫師

無論是骨水泥，亦或是雞尾酒止痛療法，楊昌蓁一頭栽入，愈做愈欣喜，一如簡瑞騰，對於交感型頸椎病症同樣也是一頭栽入終不悔，口耳相傳以及網路、媒體就像初春那已然成熟的蒲公英花苞，揚起白色小傘，將訊息傳遞四方。

過往，流連在各醫院之間的交感型頸椎病症患者，緊捏著白色小傘所帶來的簡短訊息，從臺灣各地來到稻米滿穗的大林，期盼自己能在這片土地上落地生根，結束他們流連各大醫院間的日子，也期待能斬草除根，斷去這一身的痛與苦。

然而即便如此，簡瑞騰的診間裡，並沒有少去骨骼扭曲變形的患者，慕名而來者依舊眾多，病症輕重不一，當阿成走進他的診間時，他知道，這一個挑戰就像一株長得過於熟成的蒲公英，若要入菜涼拌，必得承受其所帶來的苦澀滋味。

流連醫院間　苦尋良醫

阿成說，他從澎湖坐飛機過來，而且還來了兩次，但簡瑞騰看了他的病歷資料，明明白白顯示他這回來是初診。

「**上次我來，沒抓準時間，結果沒排到現場掛號名額。**」僵直性脊椎炎扭曲了阿成的脊椎以及視線，若非簡瑞騰蹲下來，他恐怕只能望醫師的鞋子講話，就跟他過往就醫時一樣。

若非複診患者，突然要線上掛簡瑞騰的診並不容易，幸運些還能碰碰運氣，在三個月後排到一個中後端的號碼；若運氣沒那麼好，望著網路掛號點也點不進的預約額滿，也只能伴著星辰孤月，早早在露水正盛的凌晨時分，穿過醫院急診室，到掛號櫃臺搶名額有限的現場號。

阿成說，那一回為了省錢，他提前一天晚上從澎湖起飛，緊接著就在醫院對面的便利商店待了一宿，「**結果沒想到，比我更早走進醫院搶著掛號的人那麼多。**」

三十歲的他，笑聲並不朗朗，反倒混濁，畢竟發病已經十五年的他，頭早已垂至胸前、緊貼著腹部，他不僅不能正常走路、抬眼見人，連呼吸、說話、大笑、吃飯，都得傾盡所有的力量，至於扭頭這個動作，更早已從他生命中眾多「正常人能做的動作中」被剔除資格。

也正因為如此，無數骨科醫師見了他，說話婉轉一些的醫師，會勸慰他，即使勉強治療，也不見得能力挽狂瀾；說話直白的醫師，則是直言手術風險太大，要動刀，賭上的便是一條命。

阿成心裡知道，醫生還有沒說完的話，「**賭上的不只我這條命，還有醫生的名譽。**」但他從來沒有放棄要為自己的生命添些尊嚴，哪怕只是稍微能抬起頭，從他人的鞋面望向膝蓋，他都願意奮力一搏。因此在網路上看到簡瑞騰成功為一些嚴重僵直性脊椎炎患者矯正脊椎變形的新聞，他來了。

剛開始，簡瑞騰只是望著阿成的X光片，久久不語。

阿成心裡已經知道等等將會面臨的場景。過往的那些拒絕，讓阿成這一回決心不抱任何期待而來，他心想：「**只要我不抱期待，如果最後被拒絕，我也就不會太難過了**……」

他等著被拒絕，但偏偏簡瑞騰一開口，就像一陣驟降狂風，吹倒死死巴著他心底不放的枯枝，吹散了他的所有喪志。

「**我一定會想辦法救你！**」

從一而終的技術　分毫不差的心念

每次遇到困難個案，天人交戰之際，總會嘆氣自問：「你啊！這是何必呢？」「何苦要接下這麼棘手的病人？你看看，現在折磨的，反而是你自己。」

嘆氣之後，隨之而來的是不斷地蒐集文獻、設想各種治療過程中可能遭遇的障礙、困難。即使這是一個手術過程中稍有不慎，就可能造成患者癱瘓或死亡的艱鉅任務，但初診時那句「我一定會想辦法救你」並非空口白話，而是一如他的恩師陳英和醫師一樣，早已在極短的時間裡，於心底自問自己是否真有技術能救得了病人？是否不為名利才選擇接下這個誰都不願吃下、苦苦難嚥的老葉蒲公英。

簡瑞騰沒有在第一時間安排手術，而是花了些時間將辦公室的地板整理出寬闊的一角，並將阿成的X光片列印出來，或蹲或跪，將這些列印紙放在空無一物的地板上，手上拿了量角器、剪刀、膠帶，又量、又剪、又貼，像個執著的孩子，安安靜靜的縮在屋內一隅，試圖拼湊出最完美的作品。

這是他從老師陳英和醫師身上學來的功夫，每一道工就像難以撼動的憲法規章，一步也沒落下，若說有「偷吃步」，那便是得惠於現代科技，讓他無須借來看片箱、瞇著眼描繪，只需要用列表機印出來即可。

手術日在他反覆模擬無數次之後，終於塵埃落定，簡瑞騰先是將阿成的頸椎第一、二節的關節面鬆開，緊接著再套上先前治療阿吉伯所用的顱骨牽引器，透過逐步加深重量，讓阿成的視線，得以從下緩緩向上。

兩週過後，阿成的頭抬起了十五度，這一回，簡瑞騰早已不是當年為阿吉伯動刀的年輕主治醫師了，他經驗豐厚，對於下一步，他心裡那隻猛力拍翅的大鳥早已飛離，他平靜且信心十足的再度將阿成送入手術房，執行恩師教會他的絕活——頸椎第七節經椎弓切骨矯正手術。並從頭顱骨開始，一路向下固定至胸椎第四節。

這一次的手術隔日，簡瑞騰踏入加護病房時，終於得到了阿成笑容以待，他雙手翹起大拇指，將十五歲發病以來所失去的笑容，全都給了簡瑞騰，因為他已經成功矯正了整整三十度，再也不必讓簡瑞騰以膝及地與他對話。

但大拇指所表達的無聲讚賞仍然不夠，他一開口，字字句句都帶著笑意與對未來的期待，「**之前我有好多夢想都沒有辦法實現，我可以去找工作，可以回歸到社會……**」言語至此，他停了下來，不是說不下去，而是說不盡。他將那一雙閃著而立之年的眼，直直的望向簡瑞騰，「**我的第二人生要開始了！**」

術後為了穩固內固定器，簡瑞騰為阿成戴上「顱骨頸椎外固定架」，保守估計，得三個月才能卸下。

暖心陪伴　度過難熬的苦痛

挺過了兩場艱困的手術，也走過了十五年隨著骨骼扭曲而逐漸衰敗的人生，阿成卻沒能在第一時間挺過固定架所帶來的疼與種種不便，他近乎崩潰，日夜都在病房哀嚎著痛，看見簡瑞騰，更氣的要他把固定架拿下來，「**這麼痛，連睡覺都沒辦法，我不玩了！不要治療了！**」

但簡瑞騰只是冷靜的觀察他的所有指數，說了些該說的話，便退出病房。看似堅硬冰冷，但他深知，眼下即使他傾盡所有的幽默，都無法止得了阿成的痛，因此他轉身急急照會身心科、中醫，先讓阿成得以稍微好眠，也請來麻醉科評估能否給予更強效的鎮痛劑。

然而簡瑞騰也深知，要撐起一個決心放棄的人，那個重量是冷冰冰的醫療無法一肩扛起的，還需要注入不冷也不燙的溫度，最佳的溫度，是攝氏三十六至三十七度，「人」的溫度。

他走出病房時，想起了大林慈濟醫院初啟業時，一次在會議結束後，乘著車經過院外所看見的那隻黑狗。

牠就趴在醫院門口，挺起頭顱守著亮晃晃的大門，彷彿正在守護這座救人的寶塔。簡瑞騰不禁在心裡對黑狗說話：**「也希望你能緊盯著同仁有無貼心對待病人、鄉親。」**

十六年過去了，黑狗早已走向牠另一段的輪迴，但夜裡大林慈濟醫院的門口明亮依舊，裡頭的醫護團隊與醫療志工亦是忙碌，阿成的身邊始終有著暖人心脾的慰問、貼心問候的鼓勵，在阿成屢屢說著放棄言語時，照顧他的護理團隊甚至還牽著他的手一起流下難受的淚水。

團隊有心，簡瑞騰也沒閒著，特地挪開了一個週五午後的會議，親自載著篤信耶穌的阿成到教堂禱告，沿途還為他買雙新鞋，象徵新的人生旅途即將展開；也為他配了副新眼鏡，讓他在直視前方時能將錯過十幾年的風景看得更加清明。

親自護送患者返家　遵正道行醫

農曆新年即將到來，距離阿成踏入簡瑞騰診間，已經過去了兩個月，這兩個月來，他開始習慣了固定架的存在，復健的狀況一如四季，每一個階段都符合預期，簡瑞騰於是宣告，要讓阿成能在農曆過年前出院返家。

阿成聽到後，開心極了，然而簡瑞騰的心卻反而被曳向了不安，**「如果他家裡的人不知道怎麼照顧、環境不能配合，要是有個三長兩短，豈不是就會前功盡棄？」**

兒時跟著父母去到廟裡，總見人們拿著護佑平安的香符繞香爐三圈，然後露出安心的面容。但自從宣告阿成能在農曆年前回家之後，擔憂卻猶如一縷剛硬的鐵絲線，繞著他的心三圈，擠壓出所有的不安與害怕。

於是，他在心裡做出了決定。

「明天出院，我陪你回家。」望著阿成一臉震驚，簡瑞騰心裡的調皮讓他得意的笑了，「還有很多人會陪你一起回去。」

頂著並不和善的東北季風，醫護與志工團隊一路隨著阿成返回澎湖，機場大門一打開，見了阿成的家人，簡瑞騰幽默的化解眾人一臉的震驚：「我『歸欉好好』把阿成送回來了！」

簡瑞騰的腳步並未止步於此，他隨著阿成返家，此時澎湖慈濟人醫會的醫師、護理師與當地志工早已在此等候；簡瑞騰邊與阿成的家人談笑風生，邊仔細交托人醫會醫師，阿成後續照護與復健上的種種細節；另一方面，他也在心裡默默記下了阿成住家種種的不妥善，轉身請在地慈濟志工為阿成找一床有欄杆可以拉的病床，放在樓下一角，免得羸弱的他，還得頭重腳輕地走上陡峭樓梯，睡在起身沒有欄杆可以輔助自身重量的床上。

確認人醫會醫護菩薩記妥了照護細項，也在當晚看見社區志工馬上就運來了復健床，簡瑞騰這才又乘著不安分的北風搭上飛機，但無論亂流有多麼惱人，他的心卻是一路晴朗。

在橫跨海域、飛機一路往下降落時，簡瑞騰想起了阿成曾經問他：**「當初，你即使拒絕我也沒關係，因為你是名醫，你說了算；但你為何要冒著風險，跟我一起瘋？難道不怕失敗，讓自己的名聲毀於一旦嗎？」**

飛機平穩的降落在行道，緩緩的向前直行，即使過程中得轉兩個彎才能抵達停機坪，但依舊保持平穩與平衡，安撫了方才旅客們在空中亂流時所擾動起的不安，平靜了所有人的心。

簡瑞騰自問自己：**「我真的不怕失敗嗎？不怕名譽掃地嗎？」**

他怕。

可是他更堅信著住院醫師訓練時期，陳英和醫師用他難得嚴肅的語氣說著的那句話，那句早已聽到刻進骨子裡的字詞——Orthodox。

Orthodox，正道。行醫路上處處都是險境，但只要走在正道上，恐懼就會化身光明，為醫者指引方向。

15 歲便罹患僵直性脊椎炎的阿成，到了 30 歲病情仍不斷地惡化，不僅頭部無法轉動，下巴也緊貼著前胸、疼痛不堪，甚至吞嚥、呼吸都有問題。2016 年 9 月，他慕名從澎湖到大林慈院求診。

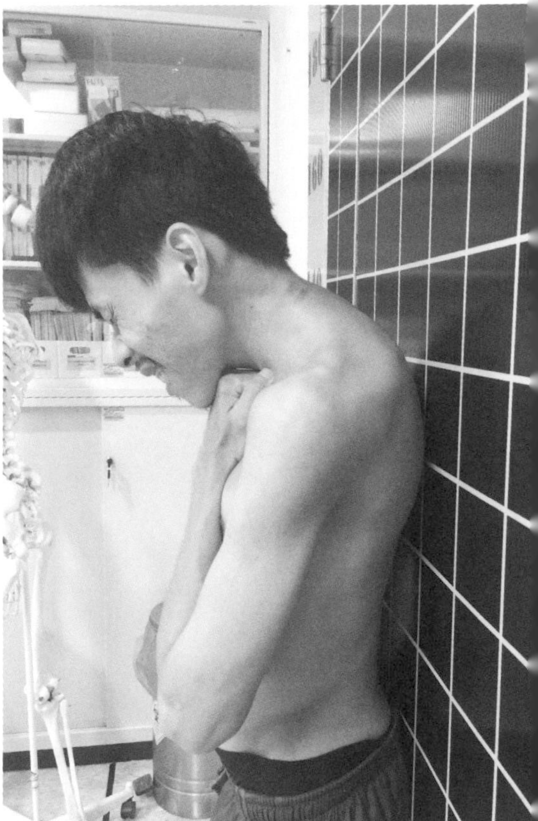

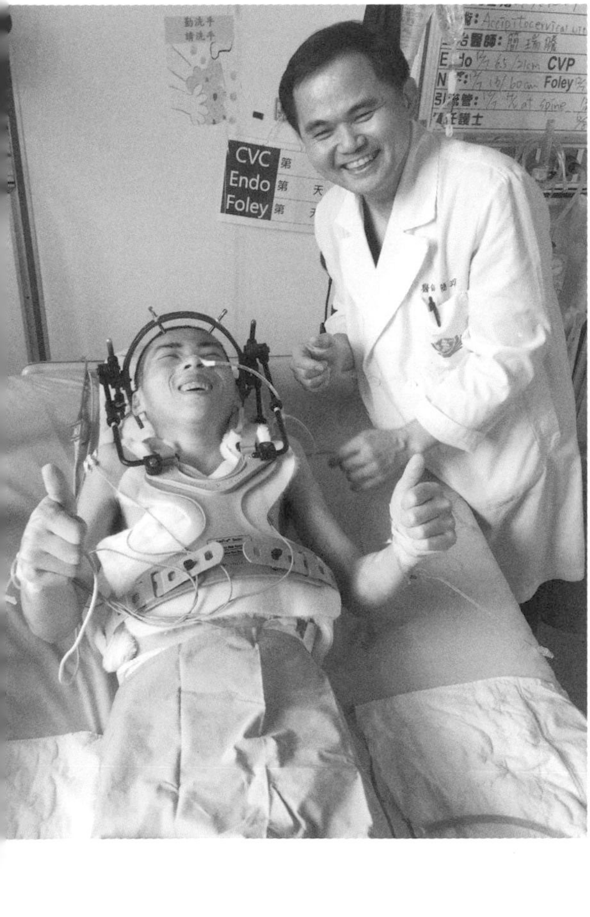

在簡瑞騰與醫療團隊的努力之下，歷經兩次頸椎切骨矯正手術，終於讓他抬頭挺胸、重啟「第二人生」。
圖／簡瑞騰提供

第十八章

Orthodox・正道

二〇一七年
花蓮慈濟醫院・醫務部辦公室
陳英和醫師

就在這一年即將走到尾聲時，陳英和接到從中國福建廈門傳來的消息，那是一個足以讓他手舞足蹈的好消息！

這種歡喜的感覺，猶如偶爾從各方傳來學生們的訊息，總讓陳英和感到心滿意足，也替他們開心，像是一年前的農曆年前，簡瑞騰告訴他，他終於將阿成「歸欉好好」的送回澎湖了！

即使簡瑞騰已經在大林慈濟醫院站穩腳步，穩穩妥妥的扛起了骨科部大家長的角色，但是他在陳英和面前卻永遠像個初出茅廬的學生，遇到難症時，總會和老師分享；不同的是，老師給予的建議變得愈來愈少，大多都是聽著他如何自己絞盡腦汁想到解決的妙法。

他不吝給予讚美，但簡瑞騰更是謙虛，「**你為團治治療，那才是厲害！**」團治，說起這個名字，他的耳邊就會響起團治用那清甜的聲音繞著他親密的喊著的那聲：「**院長爸爸！**」又想起方才接到的消息，說她找到如意郎君，不久之後，她將會穿上大紅婚紗襯著笑容，美得讓人移不開眼睛。

跟團治的相遇就在簡瑞騰送阿成回澎湖的前兩年，而送她離開，一樣也是在農曆年前，他裹著厚實的冬衣送團治出院，當時距離她入院，已經整整十個月了。

難症再來　挑戰猶如千斤重擔

就在他問自己是否不為名利而且有把握在經過治療，不會讓病人的病況反步走向嚴峻之後，團治就從中國福建廈門來了，那是二〇一四年正要邁入初春之際，三月的風還有些涼冷，但卻比不上他親眼看見團治時，心裡的冷意，「**這可比照片上還要嚴重得多啊！**」

在團治到來之前，陳英和就查閱所有他力所能及所能查到中西醫學文獻，發現像這樣「**極重度先天性膝反曲**」的個案相當罕見，全世界的醫學文獻，也僅有兩例手術病案報告；但團治的病情如果像是一陣風，那麼就是比北風更冷冽的極地寒風，因為除了膝蓋彎曲高達一百六十度，還伴隨著續發性的踝關節馬蹄足變形。

不必明言，眾人都知道，團治的治療計畫複雜且風險極高。

連團治見了他，雖然帶著希望而來，但也忍不住傾吐了喪氣話：「可以站起來這件事，我從來就不敢想，因為這是天生的……」

天生，聽來彷彿不可逆，即使陳英和心裡的震撼也尚未完全褪去，他依舊鼓勵她，在現代醫療與儀器的進步之下，希望就像眼前的春天，已經在土壤中扎下足以想見的盛開繁花。

但陳英和知道，之於他而言，眼下的春天他再也不得舒心感受，緊接而來的治療，將有好長一段時間，他的身與心會錯過春暖花開、炙熱酷暑以及秋意颯爽，直到嚴峻的凜冬到來，方有機會能放下重擔。

「這將會是一場弧度很大的切骨矯正動作，最擔心的是骨頭旁的神經與血管。」陳英和在團隊治療會議上，面對院長室主管、骨科、麻醉科、復健科、影像醫學部、遺傳諮詢中心、護理部、行政部門以及慈濟志工等，語氣難得的嚴肅，捆著眾人的臉上表情也為之緊繃，靜默的會議上，甚至能聽得見中央空調的微微聲響。而陳英和再出聲，更是一句要大家不得不振作起來的叮嚀，「手術難度很高，不是一次就可以完成的。」

沒人開口問需要幾次的手術，也沒人問治療時間需要多久，歷經過前一年曉東的治療經驗，眾人心裡明白，只能步步謹慎，採漸進式治療，盡全力讓這個二十六歲的女孩能如願用腳掌走出醫院。

難行卻勇往前行　只為減輕患者苦痛

足足七次的手術，陸續從雙膝、雙踝一步一步的進行微調。先是雙膝切骨矯正手術，面對一百六十度的彎曲幅度，陳英和卻提出必須做到比一百六十度再多一點的矯正量，這讓治療團隊不禁疑惑，何以要多出這些矯正度數？

「**過度矯正其實是骨科開刀的一個原則。**」陳英和耐心十足的解釋，因為他明白，即使身為醫療團隊之首、團治的主治醫師，但手術過程以及預後要能臻至安全、完美，團隊必須帶著毫無疑問的肯定同體一心，「**骨頭如果歪掉要矯正，不要矯正成零度，最好矯再多個三度、四度，因為它終究還有以往的慣性，這些慣性的存在，可能會隨著時間又慢慢再彎回來一些，所以必須要過度矯正，補足慣性的發生，到時就會剛剛好了。**」

為了計算切骨的角度，這一次陳英和又再度搬來了看片箱，即使現今電腦描繪技術已然成熟，但他還是習慣以土法煉鋼的方式親手臨摹，在一筆筆的繪出那詭譎的骨骼形狀時，同時也都在提醒著他，團治這二十六年來，究竟過著的是什麼樣的生活？

一筆畫下，他彷彿看見了孩子出生時，團治父母與家族的一臉慘澹；再一筆添上，他甚至能聽到在團治成長過程中，所承受的種種嘲笑與惡意中傷；沿著線條繼續畫著，他知道這個綁著兩條清秀辮子的聰慧女孩愛美，但卻只能困在這副身軀內，做著女孩都有的公主夢；最後一筆結尾，他感受到她這十幾年來每一步用膝蓋後方走路的痛，是椎心之痛。

「**我想治好她！**」陳英和在接到團治的病歷時，就知道這之於他是一項艱困無比的挑戰，倘若失敗了，賠上的是名聲。

他開始度量、剪紙，一寸一寸萬般小心的剪著，他感受壓力如巨石般移不去，但意外的是，持著剪刀的雙手卻很輕盈，因為他知道自己握著剪刀的手，小心翼翼剪下的從來不是自己的名聲，而是病人所承受的苦痛。

他正走在「Orthodox・正道」的路上，即使兼扛壓力以及眾人的期待，腳步雖是沉，但他無怨無悔，因為這是他恪守一生的信念。

十個月的治療　迎來行走人生

雙膝切骨矯正手術之後，緊接而來的是踝關節切骨矯正手術以及阿基里斯腱Z形延長術，再加上異體肌腱移植補強，終於成功讓高達九十度變形的踝關節成功矯正回來。

在整整七次膝關節與踝關節的手術之後，團治從原本的九十三公分增高至一百二十八公分，個頭雖然依舊嬌小，但身形已與一般人無異了。

「**之前彎成那樣的腿，可以變成這麼直，院長爸爸你真的很厲害！**」彼時，陳英和早就卸下了花蓮慈濟醫院院長一職許久，然而名譽院長的頭銜，仍讓同仁與病患習慣尊稱他一聲院長。

接連幾個月的相處下來，陳英和給團治的，不只是治療，還有暖心的鼓勵與陪伴，團治順著這份情，也漸漸的從陳院長改口暱稱他為院長爸爸。躺在病床上撫著自己的一雙腿，團治開心的告訴陳英和，這是只有在夢裡才敢想的事。

「**接下來，就要靠你自己了。**」陳英和告訴團治，手術只是起點，要走到終點，除了醫療團隊的協助，團治自己也必須要堅強，「**我們必須要把握復健的黃金期，復健得好，以後才能走得好。**」

要用二十幾年來從未使用過的腿部肌肉行走，其實並不容易，生澀的感覺加上難以承受的重量，一步步都讓腿部肌肉尖銳呼喊著疼痛，這般的疼，不比用膝蓋後方走路的椎心刺骨少。每一步，團治幾乎都是咬著牙跨出去的，而再下一步，往往伴隨著的是生理因為痛而自然逼出的淚水。

雖然知道有復健團隊跟志工的陪伴，但陳英和只要一得空，就會去陪團治復健，陪著她從學步機、四腳拐到腋下拐慢慢練習，好長一段時間過去之後，才終於能牽著她放開輔具的手，小心翼翼的走。

最後，當時機成熟，陳英和勇敢的放開手，讓團治自己走，雖然勉強，走得也不穩，但專注以及連日來訓練而出腿部肌力，在在扶持了團治整體的平衡，此時，距離團治入院，已經過去三百天了。團治也終於如願的穿上了人生第一條美麗的裙子，與美美的鞋子。

喜訊傳來　為女兒送上祝福

在第三百一十九天時，季節早已從春天走到了冬天，從二〇一四年來到二〇一五年，醫療團隊與團治都穿上了保暖的大衣，暖的不只是身體，還有心，他們都成功了，成功的讓團治用自己的一雙腿走了出去。

用簡瑞騰的話來說，陳英和雖然沒有親自送團治回廈門，但也算是「歸欉好好」送別她。

如釋重負之後，陳英和在二〇一七年底，收到了廈門傳來的好消息，團治要結婚了！日子就訂在二〇一八年的元旦那天。

「**院長，你要去嗎？**」助理得到消息，也跟著一起高興，問著陳英和要不要到廈門參加婚禮，但心裡也不禁默默的想，院長那麼忙，有時間嗎？

陳英和沒有第一時間回答，因為他根本無法收起笑容好好的說話，直到好一晌，才樂盈盈的回答：「**當然要去！我這個院長爸爸怎麼能不親眼去見證女兒重要的日子呢？**」

第十九章

改革

二〇一七年
花蓮慈濟醫院・醫務部辦公室
陳英和醫師

從團治的婚禮回來之後，陳英和雀躍的心情就像染上了她大紅中式嫁衣的顏色，持續了好長一段時間，久久不褪，也稍稍驅趕了他從二〇一六年開始，就始終掛在心上那象徵憂愁的灰暗雲朵。

常常在診間、病房以及手術室之間忙碌完後，陳英和在自己的辦公室裡坐下來時，身體雖然稍微能從緊繃中逃脫，但只要看到那張裱在木框裡的證書，全身就像被噴了麻醉劑，從刺麻到緊繃，只在幾秒之間。

那是中華民國骨科醫學會的聘書，上頭職稱寫著理事長，前頭掛著的，是他的名字。

「這是一個多麼大的課題啊？」自從接下這張聘書之後，陳英和不只一次的問自己：

「我能為臺灣骨科界做什麼？」

他常常在問自己類似的話。在住院醫師時期，他問自己：「**我能幫老師跟病人做些什麼？**」；升任主治醫師開始獨當一面，並且走入了一間才剛起步的醫院時，他問自己：「**我能為這間醫院、花東的病人做些什麼？**」；而在他開始帶學生的時候，他也問自己：「**我能教給學生什麼？**」；在每一個罹患難症的病人來到他的診間裡時，他更問自己：「**我可以替他／她做些什麼？**」

行醫路上，少不了的是課題，一路走來，重擔從未隨著走往退休年齡而減輕，反之，愈顯沉重。

他早已不再是那個只能想著自己如何精進學習的住院醫師，也不再是那個苦苦思考該如何讓樣樣不全的醫院也能提供如大醫院服務的骨科醫生；更非是面對學生時，如何在收與放之間拿捏妥當的骨科前輩。

例如二〇〇五年台北慈濟醫院正式啟業時，他人雖然在花蓮，卻得跟著苦惱該如何為台北慈濟醫院的骨科部做出最好的安排。

在醫療資源充沛的北部地區，在地人都在觀望，這間醫院真的能治好我的病嗎？有好醫師嗎？這樣的想法就像一層紗，阻隔了病人與台北慈濟醫院的距離，也讓台北慈濟醫院起初的營運並不符合理想。

因此陳英和當時決定，自己每週到臺北支援兩天，一天看診，一天開刀，但他做的術式，卻非脊椎，而是以術後較少併發症且較好照顧的人工關節患者為主。但他並沒有放棄這些脊椎變形的病人，而是將他們轉給了另一名骨科醫師曾效祖。

曾效祖雖然年輕，也非他手把手教起來的學生，然而根據他的瞭解，曾效祖在住院醫師時期，跟隨的是臺灣脊椎畸形矯正的第一把交椅陳博光教授，在脊椎側彎上下足了功夫。他認為，在這樣的基礎之下，曾效祖若能再學習他為僵直性脊椎炎患者所創的治療與術式，肯定能嘉惠更多患者。

曾效祖沒讓他失望，在跟了幾台刀、做足了功課之後，很快就結合脊椎側彎與駝背矯正，學會了全球正在萌芽的「**全脊椎截骨治療**」，讓臺灣角狀側彎的病人得以看見治療的曙光。

除了曾效祖，他還派去了慈濟醫療系統中人數較少的小兒骨科醫師黃盟仁，他在小兒骨科的用心，無庸置疑，身處花蓮慈濟醫院時，仍連續兩年每週到臺北跟著小兒骨科翹楚黃世傑教授跟診、開刀，甚至後來更到美國芝加哥一間專門治療殘疾病症的兒童醫院學習，學習如何治療如腦性麻痺、罹患罕見疾病而造成骨科問題的孩子。

黃盟仁從美國回來之後，曾心有戚戚的說：「在那裡，一個門診就可以看見十幾個玻璃娃娃……這樣的病患是在的，我相信在臺灣也是，只是專攻小兒骨科的醫師不多，他們的父母求助無門。」

於是他返國之後，主動與花蓮的畢士大療養院以及黎明教養院接觸，並取得兩院院長的認可，親自帶著孩子們到他的診間評估後續治療，如髖關節、脊椎等矯正。

因此當台北慈濟醫院急缺骨科醫師時，陳英和第一個想到的，就是具有醫師熱情與醫道的黃盟仁，他知道，黃盟仁也能成為台北慈濟醫院的一道光，給予罹患小兒骨科難症的家庭帶來曙光。回過頭來，看著眼前的證書，他肩膀上的擔子更重了。如今他要協助的不只是慈濟醫療系統骨科的健全，雖然任期只有短短兩年，但他要承擔的，是整個臺灣骨科界的未來。

承擔重任　勇往前行

即使在一九九九年臨時受命擔任第三任花蓮慈濟醫院院長，陳英和也從不眷戀職位，當二〇〇二年有更適當的人選出現之後，他便自動開口退下，只因為少去那些行政事務，他能在診間與手術室裡做更多事，那自始至終都是他樂於做的，即使像是團治、曉東、阿銀這樣的難症病人，對他而言，就像坐上雲霄飛車，過程驚險，但卻精彩滿足。

中華民國骨科醫學會第十九屆理事長的職位，就像是夏季裡突然誤闖進臺灣的黑面琵鷺，是一個扎扎實實的意外。

「下一屆理事長要改選了，我覺得該是你了。」恩師劉堂桂突如其來的提議，讓陳英和措手不及，但還不僅如此，向他說出口的時候，劉堂桂早已開始佈局，遇見熟識的人，就說著自己學生的好，足以承擔臺灣骨科界大任。

劉堂桂是第五屆與第六屆中華民國骨科醫學會理事長，不僅是陳英和眼中追隨的光，同時也是骨科界翹楚，恩師的一席話與一番作為，作為學生、徒弟，陳英和不能、不得也不行拒絕。

此時，他想起他的學生——

當簡瑞騰被他派去竹山秀傳醫院時，他沒有畏懼；隨著在醫療路上的經驗累積，簡瑞騰也走出了自己的一條路，投入交感型頸椎病症。起初，雖然少不了的是醫界蜂擁而至的種種質疑，但蜂螫並沒有讓他停下研究的腳步，反之更加努力鑽研，透過一步步的抽絲剝繭，梳理出疾病的脈絡與醫理，如今，已為骨科界與病人開啟一扇治療的新興之門。

他也想起了吳文田，當他將吳文田派到剛啟業的關山慈濟醫院時，他同樣也沒有退縮；而後吳文田也選擇投入頸椎疾病，但與簡瑞騰不同的是，他傾盡心思的，是改良傳統椎板成形術式，將原本十公分以上的傷口，縮至四至五公分，大幅降低病人的疼痛感並提升術後復原速度。

椎板成形術大多用於多節頸椎椎管狹窄症的患者，頸椎管狹窄症大多與退化有關，造成頭痛、肩頸酸痛以及上背疼痛等，若壓迫到神經根，還可能導致上肢酸痛、麻、無力，而若不幸壓到脊髓，不僅手會無力、控制力不好、靈活度變差，軀幹出現緊繃感，下肢也會有無力感、步態不穩及容易跌倒等現象。隨著病程拉長，中樞神經還可能會受到更嚴重的傷害，時間拖愈久，恢復力就愈差。

吳文田將陳英和常掛在口中的教誨——要讓病人好起來，有很多種方法——貫徹得淋漓盡致。

處理多節頸椎椎管狹窄合併脊髓壓迫時，若頸椎沒有變形，也沒有不穩，有別於傳統術式從頸部後方開大傷口，將後面椎板一邊打薄一邊打開，吳文田選擇以改良型的小傷口來完成椎板成型術。若多節頸椎椎管狹窄合併短節段後凸變形或是不穩時，傳統術式會選擇前位或是後位大範圍的手術，吳文田則選擇一次麻醉、兩次手術的方式，先讓患者以臥姿趴著，於頸椎後方進行椎板成型減壓術，減壓術完成之後，再讓病患翻身以仰臥的方式躺下，在頸椎前做短節椎間盤切除融合術。如此一來不僅可以避免因為空間的狹窄而傷到神經，又能狹窄處變寬，且保留其活動度，也能將不穩定之處固定，可貴的是，由於傷口小、拉扯少，術後病人復原比以往快很多，疼痛感也大幅降低。

陳英和回想起吳文田的術式改變，是在二〇一一年，當時他已經是第十三年的骨科主治醫師了，但在骨科界中，資歷比他深、輩份比他高、經驗比他更為豐富的醫師猶如海上的航海家，多如過江之鯽；傳統術式的改變，迎來的自然是一波波質疑的巨浪，準備一次次將他打回岸上，逼他走往傳統術式的回頭路。

但這位學生依舊沒有退卻，就像他在當實習醫師第一年，陳英和在執行一台胸椎後開手術時，叫上吳文田，並讓他擔任第一助手時那般，按捺住緊張與不安，

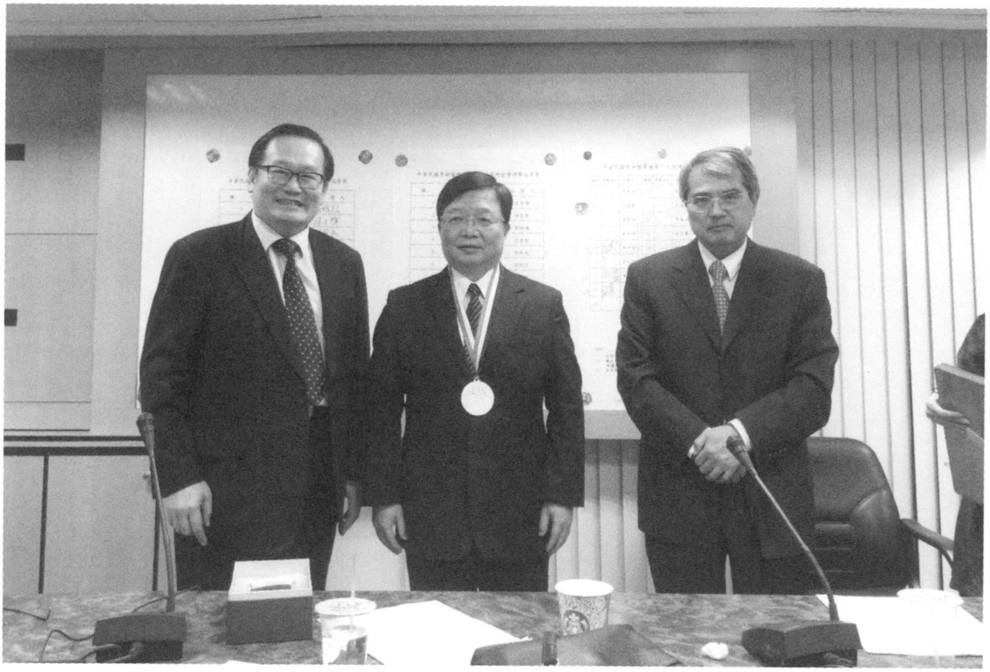

2016 年骨科醫學會理事長交接，由陳英和(中)擔任理事長，右一是前任理事長翁文能，曾任長庚醫院院長，現為林口長庚名譽院長；左一為常務監事義大醫院杜元坤院長。圖／陳英和提供

勇敢的站上來，一次次的在研討會、醫學會議上發表，一次次的接受挑戰，也一回又一回敞開手術室大門，歡迎他院骨科醫師們前往觀摩並無私教學。

望著劉堂桂教授一臉的熱忱，以及對他的期待，陳英和不禁想起了簡瑞騰跟吳文田還是住院醫師時，一次與日本醫界交流後的送別晚宴上，他起身向日本醫師們介紹這兩位得意門生，他還記得，自己指著簡瑞騰介紹著：「**簡醫師以後會是慈濟另一間醫院的支柱。**」再指著吳文田：「**而吳醫師則會繼續在花蓮打拼，引領花蓮慈濟醫院骨科部持續向前。**」

當年的那番話出口，陳英和自然是從他的觀察中看到了兩人的特質與努力，這是他由衷的肯定。但如今想來，當時兩人在聽到這番話時，是會因為如此鼓勵而歡欣，還是倍感壓力？

這些年來，陳英和看著兩個學生愈飛愈高，簡瑞騰如今已經是大林慈濟醫院骨科部的大家長，同時兼任該院副院長，更承擔斗六慈濟醫院院長一職；而吳文田也以骨科部主任的身分，領著花蓮慈濟醫院骨科部持續進步。

除此之外，他們倆膽大的選擇頸椎作為一生職志，雖然頸椎只有短短七節，而且打開傷口，無須深入即可窺見，但結構卻相對危險，附近全是密密麻麻的神經，每一次的手術，成敗近在咫尺。

然而乘著他的期待，他們毫無懸念的將重擔往空中挺，不僅推開臺灣骨科曾緊鎖的暗門，同時也為患者帶來光一般的福音。

那麼，反觀自己呢？

「老師都這麼做了，也說了，我怎麼能自己縮起來呢？」儘管一向行事低調，但陳英和深知，師長給的功課從來都不是會奪取船員之命的人魚之歌，而是深思熟慮之後的寄託，如果他夠爭氣，就能為骨科界撥雲見日，探見蔚藍蒼穹。

於是，他決定承擔，擔起第十九屆中華民國骨科醫學會理事長一職。

大刀闊斧 一改住院醫師分配與口試制度

「我能為臺灣骨科界做什麼？」望著眼前的那紙聘書，陳英和心裡的問句與其說是在迷航中找到定位，不如說，他正緊握著船舵，思考著先往那個方向前去，才能讓風帆順利揚起。

臨床第一線的體會、身為主管之職的看見，答案早就在陳英和心底。

「骨科醫學會的功能不僅僅是召開春季與秋季兩次大會，讓大家得以討論交流。」陳英和深知，光是一名船長，無法推動一艘大船，他必須要有經驗豐富的水手且還能與他各方面都契合且謹慎的人相伴，於是他請吳文田擔任秘書長，並將自己腦海裡那張航行地圖透過語言繪製出來，「**醫學會還有一個功能，就是分配住院醫師。**」

談起每年住院醫師的分配，陳英和不自覺嘆出一口氣，這麼多年來，住院醫師的分配依舊承襲十幾年前的制度——全臺有五十七家醫院有骨科部，但卻僅有寥寥幾家醫院，不需要爭取、評分，即能每年分配到固定名額的住院醫師，而其他醫院無論師資陣容如何堅強、臨床開刀病例成長快速，卻始終受困於傳說中那神秘又危險的百慕達三角裡，無法爭取到住院醫師。

沒有了住院醫師的骨科部，主治醫師得承擔起所有的工作，也失去了傳承的機會。

根據研究顯示，百慕達三角並非神秘或危險的海域，反之還是世界上最繁忙的海域之一，那麼，住院醫師的分配也不該靜止不動，該如何活絡並公平分配住院醫師，成為陳英和第一個挑戰。

於是他花了些時間制訂了計分辦法，內容包含師資陣容、論文發表、臨床手術項目、過往住院醫師訓練成績等，林林總總共計十大項，以此評分依據，決定各院骨科部來年能分到幾名住院醫師名額。

大船啟航，難免會遇到波浪，但陳英和耐心的一一平撫異議聲浪，在上任短短不到一年之後，新制即順利啟動，不僅有將近一半的醫院能分得名額，為了爭取住院醫師名額，各醫院骨科部也加速槳葉的轉動，認真投入教學、研究與服務。

第一項任務，完成了。海面雖看似趨於平靜，但陳英和知道，自己的航程只到了半途，距離港灣還有一段路要走。

下一步，他改變的，是住院醫師的專科醫師考試制度。過往專科醫師考試分為筆試與口試，筆試靠的是努力，但口試往往也是考生最容易投機取巧的環節——向熟識的口試官取得題目，再南北大串聯相互傳遞題目內容。

於是他再度轉動船舵，將舊有的口試方式甩向邊際，考試題目不再由口試官出題，而是由住院醫師帶著自己在訓練過程中曾參與過的手術記錄，由口試官當場藉由手術記錄內容提問；另一方面，也不再只讓考生以抽籤方式決定要考哪一項次專科，而是八項次專科通通都得通過，才能獲得合格的成績。

各家醫院次專科領域發展不一，陳英和也擬出配套措施，倘若自家醫院在某些次專科項目上較不足，可讓學生到其他醫院學習與訓練，一如花蓮慈濟醫院在手外科、骨腫瘤以及小兒骨科上師資較為困窘，因此每年會讓住院醫師到臺大與榮總接受為期一至兩個月的訓練。

教育的強化，無疑是讓臺灣骨科界的船體更為堅實，工程雖然浩大，但陳英和力拼在自己兩年的任期內就完成。

二〇一八年陳英和將最後一頁航海日誌完成時，便將大船緩緩駛向港灣的船塢內，這艘船雖然還未是堅而不摧的狀態，但至少在添滿燃油與糧食以及乾淨的飲水之後，還能再走上下一趟遙遠的旅途。

於是他心安的把理事長一職交付出去。

放開船舵之後，陳英和這也才方能平靜的看望周邊風景。慶幸的是，天上烏雲已經驅散大半，取而代之的，是湛藍蒼穹。

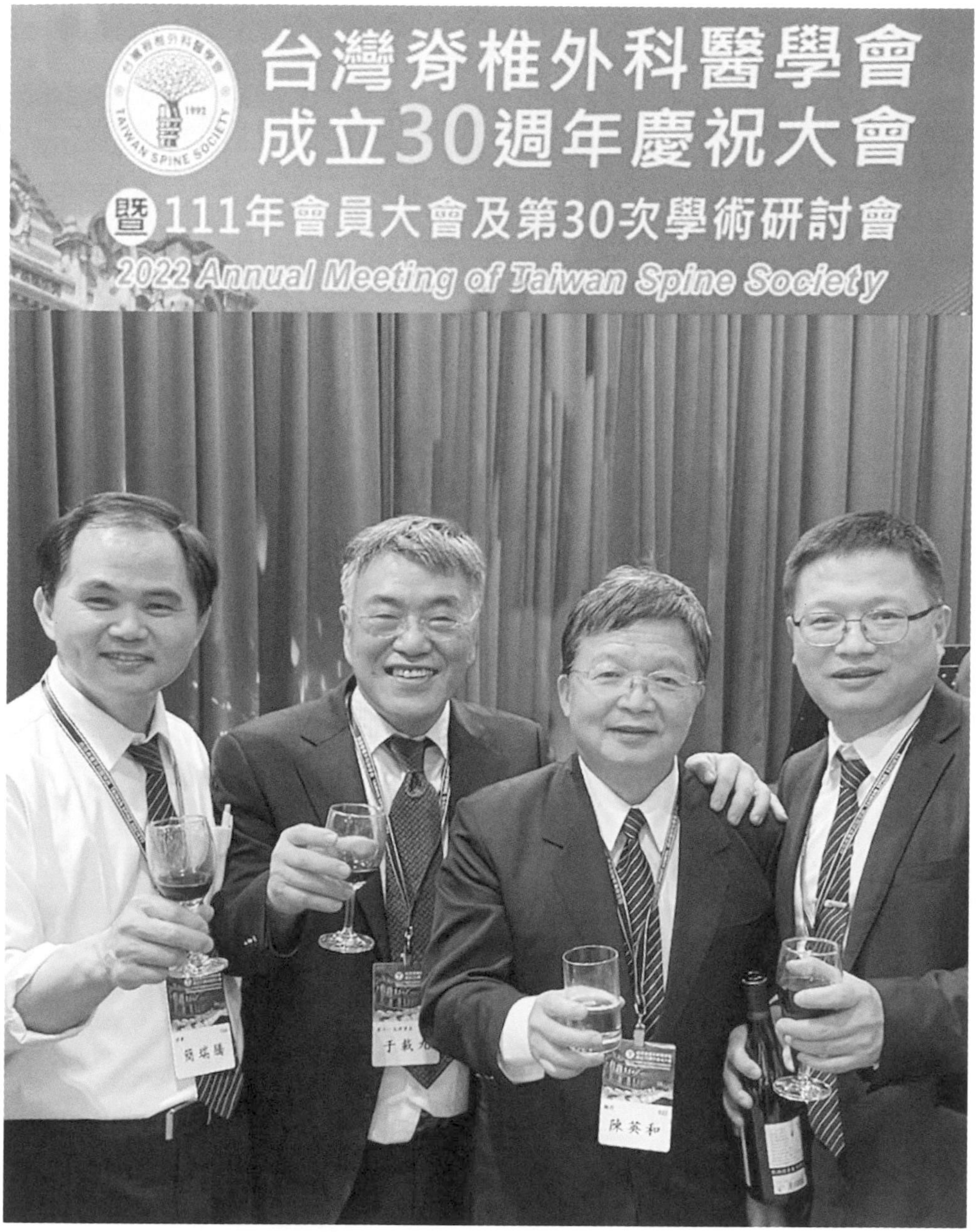
台灣脊椎外科醫學會
成立30週年慶祝大會
暨111年會員大會及第30次學術研討會
2022 Annual Meeting of Taiwan Spine Society
TAIWAN SPINE SOCIETY
1992
陳英和

2022 年，陳英和、于載九、簡瑞騰、吳文田參加「臺灣脊椎外科醫學會」成立三十周年慶祝大會，一同見證慈濟骨科體系在臺灣脊椎外科醫學發展史上，舉足輕重的地位。

第二十章

三個一定與三個不

二〇一七年
大林慈濟醫院・骨科診間
謝明宏醫師

當陳英和致力於推動臺灣骨科改革同時，他也沒有放下手邊的工作，依舊細心照顧病人，並且親自帶著住院醫師們開刀，傾盡所學，無私傳授，隨著花蓮慈濟醫院骨科部團隊愈來愈堅強，不僅師資充足，願意來到這裡擔任主治醫師的人也變得多了，住院醫師受訓人數不減反增，慈濟大學醫學院第一屆畢業生謝明宏也是其中之一，才剛結束訓練並升任主治醫師不久的他原以為，接下來，他將會在這裡繼續著醫師生涯。

正當一切看似圓滿之際，有個缺口正悄悄的在遠方成型——遠在南部大林慈濟醫院的簡瑞騰頭疼得很，他才剛簽了兩份離職單，原本就勢單力薄的骨科部，從六人團隊銳減至四人，他得想辦法補齊這個缺口。

「田中央的醫院要招人，不比初啟業的花蓮慈濟醫院容易……」這句內心的感嘆，帶來的是靈光一現，「**那我就去花蓮要人！**」

於是他得了個空，坐上了前往花蓮的火車，一路輾轉的過程中，他不忘撥通電話給吳文田，此時他已經是花蓮慈濟醫院骨科部主任，要他的人，總得跟他打聲招呼。令人欣慰的是，同期的感情並沒有因為分處南北而消散，聽到簡瑞騰的求救，吳文田想起了在住院醫師時期兩人相互照顧的情景、夜半人靜時一同在手術室為病人搶救的時光，他想也不想的就同意了他的請求。

「**有一位慈大醫學系第一屆畢業生正好升任主治醫師，又是高雄人，我想他會是個不錯的選擇。**」吳文田細心謹慎，從眾多人選中挑了一個對於前往南部不會有太多遲疑的人選，那就是謝明宏。

於是，簡瑞騰與吳文田倆，就這麼用了一頓三百多塊錢的晚餐，加上陳英和的助攻勸說，將謝明宏從花蓮慈濟醫院「請」到了大林的田中央。

謝明宏這一待，待到了現在，因為大林這個慢步調的小鎮符合他的性格——溫溫的走，緩緩的說。

但這不代表，他就不會遇上棘手的病患，例如眼前這一位皺著一張臉緩緩步入診間的病人。此時，謝明宏還不知道，他跟這位病人的命運，會像大樹遇上凌霄花，整整得相互糾纏五年的時光。

中國史上最著名的醫學家、藥草家李時珍曾如此闡述凌霄花，他說：「**其花附木而上，高數丈，故曰凌霄。**」

婦人的病，猶如凌霄，生命力極強，斬不斷，也去不了根，甚至差一點也要遮去他這棵大樹所有的陽光。

「**三個月前我在其他醫院開過刀，是人工膝關節置換。**」五十五歲的婦人苦著一張臉說，自己本身就罹患風濕病，久了，非但沒有趨於緩解，反之導致膝關節發炎、變形，人工膝關節置換是不得不的一步。

臉上因痛所產生的皺褶以及疾病帶來的苦痛，驅散了她這個年紀該有的光芒，陰影讓她看起來比實際年齡還要老上許多，「**結果術後就發生表皮壞死，後來請整形外科做皮瓣轉移後，本以為這樣就會好了……**」

她邊說，邊吃力的掀起褲頭，腫脹的膝蓋彷彿正在吐著蛇信，宣告著事不單純。

謝明宏請她起身走給他看。他知道，每一步，婦人都走得極為吃力，稍一不慎，也可能跌倒，但他這麼做絕對不是為了為難她。

打從在花蓮慈濟醫院擔任住院醫師時期開始，老師們總叮嚀，「一定」要請病人起來走給他們看，也「一定」要照X光片，更是「一定」不能偷懶不做病人的理學檢查，否則誤診就會在這些一定的空隙之間，鑽進來破壞可能好轉或痊癒的契機。

三個「一定」，從花蓮慈濟醫院到大林慈濟醫院，從醫學中心到區域醫院，從來沒有變過，當他來到大林慈濟醫院時，簡瑞騰也是這麼叮嚀他的。

三個「一定」之後，謝明宏心裡已經有個底。

「**我走路會痛，還常常走不穩。**」在謝明宏一邊用針筒為她抽取膝蓋積液時，她說出了今日何以找來求診的原因。

謝明宏安靜的聽，專注著手上的動作，緩緩控制抽取的力道，期待能多少緩解抽取時所帶來的疼痛。他沒問婦人何以不再給原本的醫生看診了？又為什麼來找他？醫病之間從來沒有為什麼，離開受訓的花蓮慈濟醫院，來到大林慈濟醫院擔任主治醫師這麼多年來，他體悟到，醫病之間，往往來自於一段緣分，他只需要對這段緣分傾盡全力，無愧相遇。

骨科三不　力保病人肢體

混濁的積液在化驗出來之後，證實了婦人曾經動過手術的膝蓋部位早已被細菌侵佔，感染像是一朵朵凌霄花，佔據了她的膝蓋，並且蠢蠢欲動的準備竄出更多香味濃郁的花朵。

幾經思索，謝明宏先是將她已經被感染的人工關節移除，並運用含有抗生素的骨水泥先行重建，待三個月一切穩定之後，再進行人工關節重建。

如果每一位患者都是一本教科書，謝明宏敢說，這名婦人絕對是一本磨得醫學生叫苦連天的艱澀書籍。

每一次的歡喜出院，過不了兩三個月後又再度回來，傷口流膿、流水，再一次的清創、拔關節，一回又一回，她體內的病菌一如生命力強悍的凌霄花，截斷枝芽後，依舊茂密的再長了出來，最後成了難治型的慢性骨髓炎。

整整將近快要三十次的刀、二十幾回的住院，謝明宏即便再不願意承認，為了病人著想，他還是舉起了白旗，「**你要不要去找其他醫生？我可以把你轉到北榮去。**」

臺北榮總無疑是全臺骨科次專科最齊全、也最專精之處，如此難症的病人，或許能在那裡覓得一把銳利的刀，徹底斬斷這一身苦痛。但沒過多久，婦人再次走入了他的診間，苦苦的抱怨自己的病症依舊，雖然北部醫生很是細心，但一趟路又遠又累，她不願再去了。

他們又一同走上了周而復始的圓，一次又一次的清創、拔關節，但謝明宏知道，面對骨髓炎，要有的是耐心，他也肯定的告訴婦人：「**骨髓炎只要好好的處理，是會好的。**」

但他沒想到的是，正當他們即將數完圓周率三・一四一五之後所有的小數點之際，一次急診，又將一切打回了原形。

因為不小心的碰撞所造成的骨裂，謝明宏不得不替婦人以鋼釘固定，但異物一入，又讓頑強的病菌有機可趁，當他們看見熟悉的化膿時，兩人相視而望，即使沒有說出口，他們知道，骨髓炎又發生了。

一個想法在謝明宏的腦裡開出了花，花蕊毒性頑強，「**要截肢嗎？**」

但這朵花還沒招來蝴蝶採蜜時，謝明宏就毅然決然的將它連根拔除！

他想起了自己當主治醫師第二年醫治的那個年輕人，因為車禍導致膝蓋處嚴重創傷，合併開放性骨折，神經、血管皆受損嚴重，而且感染狀況相當嚴峻，當他與家屬討論以截肢保命時，沒有人提出反對，甚至在術後出院時還向他道了謝。

但那一句謝謝救命之恩，卻反而成為一截斷面粗糙且銳利的枯枝，密密實實的插在他心口上，污血流不出來，日日積累，讓他每想起那個三十歲的年輕人下半生就此失去一條腿，心裡就感到抽痛。

「**感染，可以清創；神經壞掉了，也有很多方法可以接神經；肌肉皮膚沒了，還可以做皮瓣……**」多年來，他不只一次的在心中問自己：「**當時我真的盡力了嗎？為什麼我都沒做這些，就拋出了截肢的選擇呢？**」

心裡有一部分的他不時跳出來安慰自己：「**那是為了即時保住他的性命而不得不做出的決定！**」

可是他就是會不由自主的想起那一段流傳在花蓮慈濟醫院的佳話——一九八七年，一名被大理石壓傷的十四歲布農族青年被送進了剛啟業一年的花蓮慈濟醫院急診室，在明亮的燈光下，聞訊趕來的陳英和不禁倒抽一口氣，因為青年骨盆以下幾乎全都粉碎性骨折、開放性的傷口混著大量泥沙與石塊、肌肉壞死、兩側股動脈斷裂……

擔起主治醫師的重責，陳英和站在滿身是血的青年旁邊，第一個念頭是驚駭，隨著青年微弱的氣息與脈搏透過儀器發出令人回神的聲響，他心底湧現的是對生命的敬佩，「**受了這麼致命的傷害，竟然還能活著！**」

少年的命危在旦夕，他沒有時間了！他要救他，而且不只救那條理應風光明媚的命，他還企求著能保全他一雙腿，畢竟他才十四歲，人生還很長。

用掉了二十多萬西西的食鹽水，陳英和才終於將青年的腸肚清洗乾淨；在此同時，也為他輸入將近六千西西的血液，才勉強將青年幾乎要流失的血液補上，繫住了他的一條命。

「**可是截肢的選擇，從來沒有在陳英和醫師的選項之中。**」告訴謝明宏這段故事的人，對當年的這番搶救，歷歷在目，他說，當時陳英和與醫護團隊共同一心，用盡各種方式，想貪心的再向上蒼討保他的兩條腿。

只可惜在進了手術室之後，冷冽的空調凍裂了陳英和的幻想，「**右下肢已經嚴重碾碎，要保命，非得截肢移除……**」

他開始動手，截肢手術他不是沒做過，步驟一個也沒漏，他動刀的手勢依舊俐落，但現場的人都看得出來，他的每一個動作，伴隨著的都是悲傷與不捨。

他很遺憾，自己竟然別無選擇。

但考驗沒有就此放過已經疲憊不堪的陳英和與共同執刀的團隊，希望也沒有隨著一條腿的鋸下而離去，他們努力的接合左下肢斷掉的股動脈與股靜脈，只期待至少能保住一條腿，也算是不圓滿中的幸運吧！

只可惜，這一刻上天決定轉身，留給眾人一地的遺憾，撐了三天還是不敵傷處的組織壞死，曾有過的幻想，最終仍被感染無情的吞噬，在與生與死的交錯過程中，醫護團隊為了保住他一條命，不得不將之截肢。

然而也是有成功且一樣動人的案例的。那是在關山慈濟醫院所發生的，而經手的骨科醫師正是關山慈濟醫院院長潘永謙。

聽聞潘永謙院長當時曾收治被漁網強力拉扯而硬生生將肱骨上臂整截扯斷的一位漁民。

根據醫學上的最佳處置方式，截肢自然是首選，因為上臂血管粗大，手術過程漫長，必須不斷輸血，要冒的生命風險不僅大，即使手術成功，手也接了回來，但還是一截不能舉、不能抬也不能做任何事情的肢體罷了。

「我想接回去。」漁民強忍著痛告訴潘永謙，即便必須得冒著生命風險，他也想保留這截在醫學上、人生中被視之無用的手臂。

潘永謙沒有第二句勸說，就將他推入手術室。在漫長的手術過程中，小心翼翼的將他的肢體與內部血管、神經、肌肉、骨頭等接縫回去，而結果如他預期，這是一截完全沒有用處的手臂。

過了好多年之後，一次病人複診時，他終於忍不住問他：**「到現在，你還是覺得把手接回去值得嗎？」**

只見病人笑容燦爛，笑起來時全身的肌肉都有細微的牽動，唯獨那截手臂靜止不動。他撫著自己的心，因為長年海上工作而被陽光與大海折射刺痛的雙眼旁滿是皺紋，但都是快樂的紋路，**「值得，對我的生理可能毫無用處，但對我的心理幫助卻很大，因為我不必忍受別人異樣的眼光，因此，我非常的感謝你！」**

「醫生不能只是功利的去想，接了不會恢復功能又浪費資源，我們同時還要考慮

到病人的感受。」他時常在與醫師們分享時，都這麼說：「做為醫師，我們不是只能治病而已，還要醫心，有時候，醫心甚至比治病更重要。」

團隊並肩作戰 成全最完美的結局

雖然結局各是遺憾與歡樂的兩端，但謝明宏時常會想起這些他未曾親眼看見的過往；平日裡，也時常看見楊昌蓁總和整形外科苦苦討論著，該如何既不截肢又保全病人性命，即使他們之後得費上好多功夫、時間，甚至也賺不到什麼健保點值，依舊堅定；而大林慈濟醫院的骨科大家長簡瑞騰，也時時刻刻將「骨科三不」掛在嘴上——**來者不拒、來者不懼、來者不鋸！**

身為他們的後輩，謝明宏看在眼裡也記在心底，這些年來，他偶爾在遇到類似個案時，也會極力爭取到最後。

但眼前這個病人呢？他幾乎已經無計可施，拖著一身疲憊，他的心思卻不願放過他，不停的拋出自問：「**我還能怎麼做？**」

「**她右邊這一隻腳已經千瘡百孔……是不是我們沒有把爛的全部清乾淨？**」一向樂呵呵的謝明宏難得皺眉，看著婦人不佳的皮膚狀況，如果要擴大清創，大面積的將死骨切除，皮膚勢必得都拿掉，但如果傷口闔不起來，隨之而來的就是感染……這一刻，他知道，此時已經不再是孤軍奮戰的時候，他需要請求援軍！

於是他找上整形外科醫師許宏達，請求協助為病人進行之後的肌肉皮瓣轉移手術。

謝明宏心知肚明，這個要求其實「很過份」，面對大面積的傷口，尋找皮瓣的工作並不輕鬆，而且相當耗時間，但對於他如此「過份」的要求，許宏達只是默默的看著病人的病歷，滾動著滑鼠游標，細細的從上頭一路將頁面往下拉。

到了病歷最後一頁，他這才抬頭，望著謝明宏的眼神裡，有著破釜沉舟的堅定，「**你就切**，

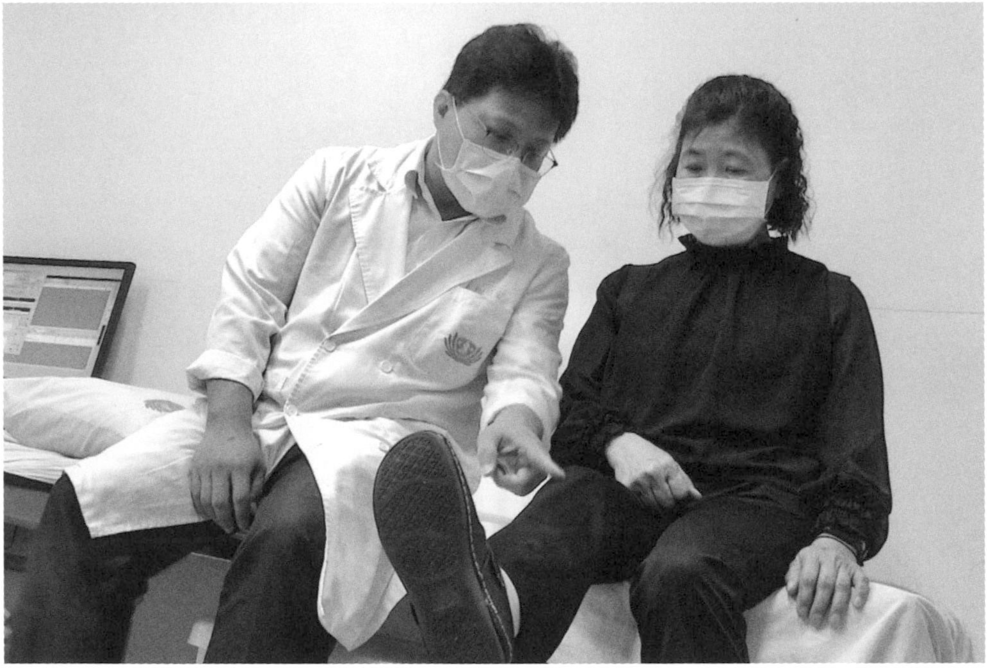

堅持大林骨科「三不」：來者不拒、不懼、不鋸！經 30 次手術，謝明宏讓 55 歲慢性骨髓炎病人換上特製型人工膝關節，恢復正常行走。

切多大都沒關係，我會盡可能去大腿或其他地方找皮瓣來補。」

術後一週，為防感染的抗生素停了，再過一個月，婦人得以下床開始進行復健，十個月後，她不僅可以抬腿，還能如正常人般彎曲九十度，走路也相當穩健。

歷經三十次的手術，這段苦苦難熬的醫病緣，走向了圓滿。凌霄綻放的花朵依舊茂密，但這些花繁葉茂已不再屬於傷口感染，而是婦人臉上美麗的笑容。

第二十一章

微笑的鋼板

二〇一八年
大林慈濟醫院・急診室
謝明宏醫師

「學長，這裡有個病人，我沒有辦法……拜託你！」學弟的一通求救電話，將謝明宏拉到了這個尼泊爾女孩的面前。

他後來才知道，這個女孩是個優秀的留學生，懷抱夢想來到臺灣勤勤苦讀，但初見她時，車禍造成她全身毫無一絲完好，幾乎遍體鱗傷。謝明宏深知，如果自己手腳不夠俐落，這個女孩來臺之前所懷著的所有美夢，就會在這間醫院的急診室裡，跟著時開時關的自動門所吹來的春風而去，去到一個沒有夢也沒有痛的世界。

「學長，我評估，她最大的狀況是骨盆骨折。」這句話來自骨創傷科主任林文彥，林文彥雖然是他的學弟，但在傷科鑽研上自有他的一片天地，然而面對骨盆，即使經驗豐富的他，也得緊急求援。

骨盆骨折的處理並不容易，嚴格說來，對骨科醫師而言，就像一盆火燒得旺的鑄鐵爐，相當燙手。毫無疑問，這是一項極為嚴峻的挑戰，但謝明宏沒有畏懼，之於骨盆骨折處理，他已經投入多年的心力與學習了。

他接過學弟遞上的資料，邊看著電腦上的X光片，愈是仔仔細細的看，眉心就像螞蟻見到了糖，不自覺的往中間聚攏。**「髖關節把她的骨盆都撞破了，整個『頭』都埋進了骨盆裡面……」**

他沒有時間考慮，一聲「進手術室」，讓原本令人為之屏息的空間瞬間活絡了起來，有人開始打電話給麻醉科醫師，有人急忙的奔向手術室準備，有人推著女孩急急的往手術室去，而謝明宏的大腦也沒有閒著，快步走向手術室的同時，他已經開始在模擬等一下的手術步驟該如何進行了。

骨科後輩　奉行醫道

有時候當謝明宏想起來，也覺得上天很調皮，沒有指引明路，反倒透過曲曲折折的彎道，一步步的考驗著他，讓他心中那顆迷途的種子，得以找到落地生根的青翠草原，那是一片能讓他大展身手的寬闊草地。

一邊刷手，他涮、涮的聲音響亮了整條走道，也將回憶帶往了時空隧道，回到剛升任主治醫師之後的那幾年，當時的他很迷惘，甚至還有些不知所措，只因在醫院官網上，那屬於自己頁面介紹下的專長這欄，該寫些什麼？

「脊椎啊！」有人聽見他的低喃時，這麼理所當然的告訴他：**「你在花蓮慈濟醫院學最多的不就是脊椎嗎？」**

謝明宏只是溫和的笑著，但鼻息那口氣卻藏不住他的無奈，**「如果大家都在賣拉麵，你還選擇賣拉麵，不就擺明了會沒生意嗎？」**

因著陳英和院長的關係，從花蓮慈濟醫院受訓出來的醫師，脊椎手術對他們而言，勉為其難只能稱得上是基本功罷了。無論是在花蓮慈濟醫院，或者是在大林慈濟醫院，會執行脊椎手術的人多得很，手藝個個精湛，後生晚輩的他，論技術尚且可以，但論經驗，卻遠遠不足。

他也曾想過要走關節這條路，只因他在花蓮時，和于載九醫師最有話聊，甚至連他的綽號「謝小胖」都還是于大哥取的。他喜歡跟大哥的刀，既困難又複雜，還很常是從其他醫院承接來的棘手案例，或是感染蔓延，或是骨頭缺損嚴重，但這對於曾任關節重建醫學會理事長以及脊椎外科醫學會理事長的大哥而言，卻像是再一般不過的手術，手術中，他的手沒有停下過，一邊做著，一邊教學，細節講得極盡周到。

無奈大林慈濟醫院已經有了關節中心，即便在骨科部，簡瑞騰醫師與楊昌蓁醫師手上也有許多關節疾病相關的患者。

「我該做什麼？我的專長是什麼？」他問了自己無數次，但卻受困在伸手不見五指的迷霧裡，看不到座標與方向。因此一開始，他什麼都做，承襲著在花蓮住院醫師時期所學，將老師教給他的功夫化身為一襲鎧甲，撐起患者虛弱不堪的病體。

他學習用陳英和院長的縝密，看待每一位病人，想起一向被病人稱讚和煦如暖陽的陳英和院長，有時，他會想帶著病人到手術房看看他的另一面——嚴肅、不苟言笑，假若擔任助手的住院醫師沒將要用的器械擺好位，沒讓病人依照手術方式的姿態躺好，又或者在關傷口時彎了一針，住院醫師們就等著要被念了。

他也學習用大哥的大而化之和病人輕鬆相處、稱兄道弟，並且在內斂的琢磨思考後，再下診療判斷。

因此當那位阿婆被家人推著輪椅進診間，並告訴他，自己動完脊椎手術一年了卻還是不能走路，而且腳很痛時，他並沒有武斷的判定這是坐骨神經所引起的疼痛。

他依循著三個「一定」原則，請她嘗試撐著四角拐起來走路給他看。

「脊椎損傷與髖關節炎的行走步態是很不一樣的。」過往學習時，恩師們的話繞著他的腦子哼起響亮的歌曲，他看著阿婆蹣跚吃力的步履，心裡已經有個底。

「腳痛的原因很多，最常見的是坐骨神經痛，但也有可能是膝關節炎，臨床上最常被醫師忽略的就是這個病。」從病史與理學檢查出發，最後謝明宏才再進一步透過X光片得到了肯切的證據，證實讓阿婆不得走路的真正原因，確實是因為膝關節炎在作祟。

他數度透過這個病例，將老師曾告訴他的，再次轉告給正在他身旁學習的住院醫師們，**「凡事都要先從現在病史跟理學檢查開始，我們要治療的是病人，而不是X光片。」**

在紅海中浮沉　找尋靠岸海灣

醫道在他心中扎了根，但他扛著這份禮物，卻依舊苦苦遍尋不著自己想駐足的青翠草原。脊椎已經有許多前輩在做，關節高手也大有人在，他將所有骨科次專科看了看，最後決定投入大林慈濟醫院尚還沒有人深入鑽研的骨腫瘤。

他這一抬頭，不僅在白雲密佈的空隙中看見了未來天空，同時也在一次意外中，找到了他企盼已久的草原綠洲。

那同樣也是一位急診的病人，值班的他理所當然的被召喚過去，X光片以及種種跡象都指向了骨盆骨折，面對這把炙熱塵土，如果有得選擇，謝明宏寧願不碰，免得燙傷自己。

在解剖學上，骨盆的構造相當複雜，且位於人體深處，得撥開一層又一層的皮膚、繞過密密麻麻的神經才得以探見，另一方面，往往造成骨盆骨折的原因不外乎是強大的外力所造成，因此不僅可能有多處骨折，甚至還可能有其他器官深受破壞；此外，骨盆腔內有許多血管串流通過，骨折所帶來的難題，往往是血管破裂所造成的大量出血，倘若沒能即時止血、快速輸血，就很容易讓病人陷入休克或是生命危險。

但在生與死之間，穿著一身白袍的謝明宏是別無選擇的，且當時情況危急，要是將病人轉送出去，一條命極可能就在半途斷了魂。生命的重量無法秤量，飄渺無形，但對謝明宏而言，卻像是即將下起傾盆大雨的低矮烏雲，令人窒息。他只能硬著頭皮推著病人進手術室，憑藉著他在住院醫師時期跟著鄺世通醫師那僅僅不到五台骨盆骨折手術的回憶，緊抓著殘留的畫面與手勢、動作，最後才終於保住了病人的一條命。

下刀之後，他幾乎虛脫，彷彿頭頂上的雲已經將他體內所有的水分都搶了過去。但是他卻沒有半點恐懼，反而興奮異常！就像每一次跟進大哥的刀房，學著如何在難症中從死神手上一點一點的將病人懸著的命扯到凡間生活裡來。

在霧濛濛的天地之間，他終於看見了一方綠意，他找到屬於自己的草原了！

他開始投入骨盆治療的學習，透過上課、模擬手術，甚至參考其他醫師上傳的手術影片，一步一步的從中將缺漏的醫理補足，並且一層一層的將治療脈絡鋪疊整齊。

很不容易，但他卻覺得有趣！那就好像幾年前他在一次研討會上，看見有骨科醫師發表近端肱骨微創手術，從一個微小的傷口，將一個十公分長的鋼板放進去，他心中不由得一歎：「**我什麼時候才可以追上這些大師？**」

於是回來之後，他也做足了準備，並且投入嘗試，起初，他將原本應該劃開十到十五公分的傷口硬生生砍半，用五至六公分的傷口進行鋼板固定，然而光是置入，就足足耗去他兩三個鐘頭的時間！他不是沒想過放棄，但是箭在弦上，並已經拉滿了弓，這一放手，恐怕將釀成的，是令人遺憾的傷。

「**我何必這樣呢？**」謝明宏滿身是汗，一台刀，動到開始懷疑人生、懷疑自己，但這些抱怨他沒有放在心裡，反而在出了手術室之後，開始積極的尋找資料，一步步在學習中進步，不消幾年的光景，他現在已經能輕鬆用一個五十元硬幣的傷口將鋼板順利的放進去了，而病人也因為傷口小，在術後恢復得更快！

這一回，骨盆骨折的學習，他自然一開始也是挫敗萬分，但他卻沒有失去半點熱情。有人問他何苦如此折磨自己，謝明宏選擇幽默的回應：「**骨盆迷人的地方，正因為她是如此的難以捉摸，猶如馴服一個桀驁不馴的女孩；即使破碎的愛情，在努力之下也可以重新變得更好！**」

鑽研骨盆　為自己找到深耕之處

一路從花蓮到大林，謝明宏看見的每一位骨科醫師性格都大不同——陳英和醫師嚴謹，于大哥大而化之，吳文田縝密謹慎，而簡瑞騰則結合陳英和與于大哥的個性，將嚴謹與大而化之各別精準的給了醫護團隊與病人。

那麼他自己呢？

簡瑞騰總愛笑他說話慢。他確實話說得不快，性格也沒有骨頭來得剛硬，但正也因為如此，他覺得自己走骨盆這條路，是對的。

在骨科，鋼板通常都是直來直往的，但唯獨在骨盆裡，卻是會笑的。

曾經他幫一名爬上樹頭修枝卻不小心跌下摔傷的慈濟師兄動手術，他被送進醫院時，已經因為骨盆骨折的大量失血而休克，甚至還有血胸以及腸阻塞等症狀，他很快就為他用一塊塊的鋼板把碎得七零八落的骨盆進行固定。

不多久，病人順利出院了，出院前，謹慎的謝

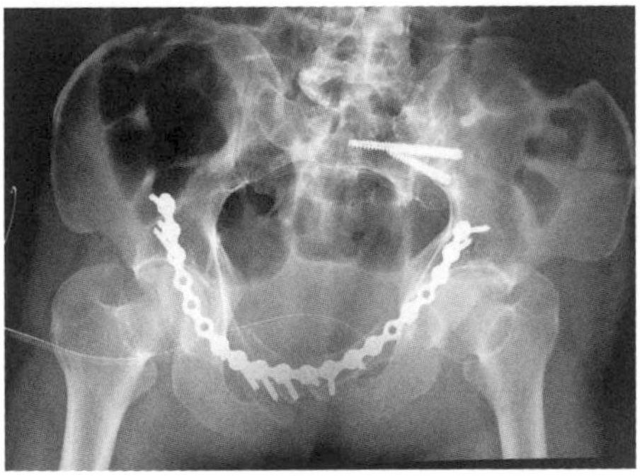

謝明宏認為，在骨科裡，鋼板始終都是直來直往的，然而唯獨在骨盆，它是會笑的。骨盆手術雖然風險極高，然而他卻對此興致盎然，期待每一位患者能在下了他的手術台後，以微笑離院。

明宏為他照了最後一張X光，欣喜的發現，鋼板不僅牢牢的將他的骨盆完整接合，甚至還形成一個微笑的圖騰！

每每憶起那「微笑的鋼板」，謝明宏嘴角也會勾起暖暖的笑。

回憶快速的在他腦中閃過一幕又一幕，當他把手刷好時，他知道，手術室裡的尼泊爾女孩也需要這份笑，而他，將會一如往常，為病人傾盡全力，馴服骨盆這個桀驁不馴的女孩，讓破碎的夢想，可以重新拼合。

走進手術室，面對一地的血，謝明宏沒有害怕，有別於幾年前打開傷口後得花將近一個多鐘頭

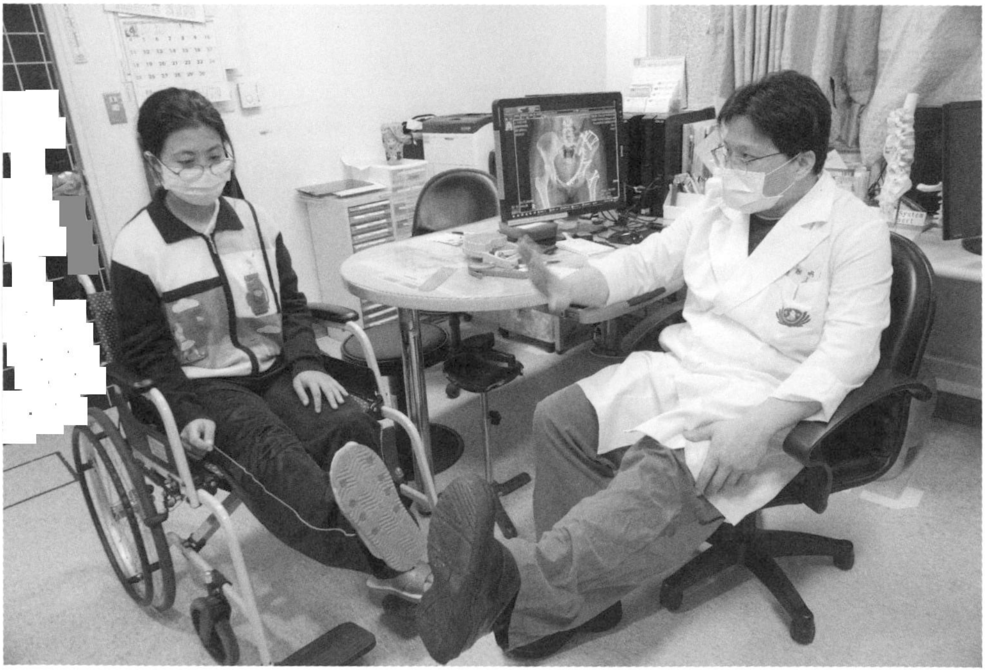

從尼泊爾來臺就學的女學生，因車禍造成左半邊骨盆及髖臼粉碎性骨折，謝明宏醫師為她進行兩次高難度手術後順利完成關節復位。

的時間才能找到骨折面，如今經驗豐厚的他，不到三十分鐘就已經找到骨折面，並且快手快腳的準備復位與架釘子。

手術分兩次進行，每一次都是驚險萬分，在歷經十個鐘頭、流失了一千八百西西的血之後，謝明宏宣告手術完成；之後在短短兩個月時間內，尼泊爾女孩就已經能擺脫枴杖帶著笑容走出醫院。

她順利的完成學業，並回到了自己的國家付出所學，她謝謝謝明宏讓自己有機會完成夢想，而謝明宏卻更感謝她，感謝每一位相信他並讓他動刀的患者也實現了他自己的夢想——找到那片能任由他盡情發揮的青青草原。

第二十二章

做一位「看病人」的醫師

二〇二一年
大林慈濟醫院・骨科部
簡瑞騰醫師、謝明宏醫師、
黃俊錫醫師

簡瑞騰曾如此形容謝明宏——小胖，國王企鵝也。

國王企鵝是所有企鵝中體型第二大的屬種，僅次於皇帝企鵝，雖然身軀壯碩，但性情尤為溫順，簡瑞騰偶爾想要調皮一下，就會去逗逗謝明宏，但除此之外，他也相信他的醫術，比如發現自己膝蓋在彎曲、爬梯感到疼痛難耐時，他選擇走入的，就是謝明宏的診間，並毫無疑問的就相信他的診斷，咬著牙讓他對自己施針。

自然，在長久的相處下，謝明宏也看見了許多簡瑞騰不為人知的一面，有趣味，也有嚴肅。

簡瑞騰嚴肅起來，比不怒而威的陳英和醫師更令人寒毛直豎——他永遠記得自己與簡瑞騰初相遇時，就被他狠狠教訓了一頓！當時他還只是一名實習醫生而已，那天正輪到他值班的時候，當他在心裡竊喜著今天來診的病人似乎沒那麼棘手時，巨大的「雷聲」突然在他耳邊轟隆響起，一位穿著長白袍卻未曾謀面的醫師走到他的面前來，以兩道黑眉襯著瞪大的眼，朝著他怒道：「**你叫什麼名字？值班的時候怎麼可以穿拖鞋！**」

還是一名實習醫師的謝明宏被罵得不知所措，只能站起身來，不斷向對方鞠躬又道歉，後來他才知道，那正是被陳英和醫師派去竹山秀傳醫院的學長簡瑞騰，他才剛調回來，準備籌備大林慈濟醫院的啟業事宜。

這件事情他擱在心裡十幾年，直到與簡瑞騰相識相熟之後，才苦苦的跟簡瑞騰說起這件事情。簡瑞騰聽著，笑得像個孩子，直呼自己都忘記有這回事了。

「**不過別說你曾因為服裝儀容被我罵過，我自己也曾因此被陳英和院長罵過。**」簡瑞騰回憶當時在當住院醫師時，一次急診室傳來緊急呼叫，他匆匆的隨意套上一件衣服就趕了過去，結果比他早先一步抵達急診室的陳英和醫師見了他，不僅沒要他趕緊過來幫忙，反而衝著他叨叨又念念：「**你穿的這是什麼樣子？**」

簡瑞騰還想解釋：「**因為太緊急了……**」但他連一個字都沒能說出口，陳英和醫師連一秒都不願給他辯解，給的，是身為師者理應無私給予學生的教導，「**無論是門診或急診，都要穿著像去約會一樣，穿正式一點，這才是對病人的尊重。**」

唯一的住院醫師　從跟刀中學習

當然，在謝明宏的觀察中，簡瑞騰雖然一部分是像陳英和醫師的，也有一部分傳承著于載九醫師的個性，但在有些時候，他「只是」自己，是個會視情形隱忍著情緒的老師，期待能多給學生們一點空間，讓他們在身心安定的情況之下，獲得自我反省的機會。

每當此時，簡瑞騰只能將心裡的那股怒氣，對「小明」傾訴。

「小明」是放在骨科診間裡的人體骨骼標本，一次謝明宏有事找他，一進去，就見簡瑞騰拉著椅子坐在小明前面，氣呼呼的小聲碎碎唸著：「**連這個也不會！都教過幾次了？為什麼還不會！**」

而對於他的脾氣瞭若指掌的，不只有謝明宏，還有第一位在大林慈濟醫院骨科部接受完整住院醫師訓練並順利通過專科考試的黃俊錫，他之後也選擇留在這座田中央的大醫院繼續服務，當時還有人笑話著簡瑞騰說：「**你總算是『老來得子』啊！**」

黃俊錫的到來，也是簡瑞騰何以形容謝明宏是國王企鵝的主因，正因為謝明宏是慈濟大學醫學系第一屆的大學長，在十二年前從花蓮慈濟醫院來到大林慈濟醫院後，從此不乏有慈濟大學醫學系的學生選擇到大林慈濟醫院受訓與就職。

黃俊錫即是其中之一，雖然他小謝明宏許多屆，但對慈濟醫療體系一樣熟悉。而在大林慈濟醫院裡，他最常待的地方，就屬手術房了——因為在當時，整個骨科部的住院醫師只有他一人。

雖然沒有同儕可以交流、互相支援與督促，但只要有刀，他無庸置疑的就是第一助手的最佳人選。

當時他跟最多的刀，是骨科部主任劉耿彰以及開刀房主任簡瑞騰的刀，兩人每周分別有兩天的手術日，且又恰好分在不同天，因此黃俊錫周間固定有四天會在開刀房中協助兩位主任的手術，剩下的一天則是擔任其他主治醫師的助手，讓骨科所有的手術均能順利進行。

跟劉耿彰主任的刀，黃俊錫會在手術過程中與劉主任討論一些學術問題，把握機會學習骨科相關的知識；

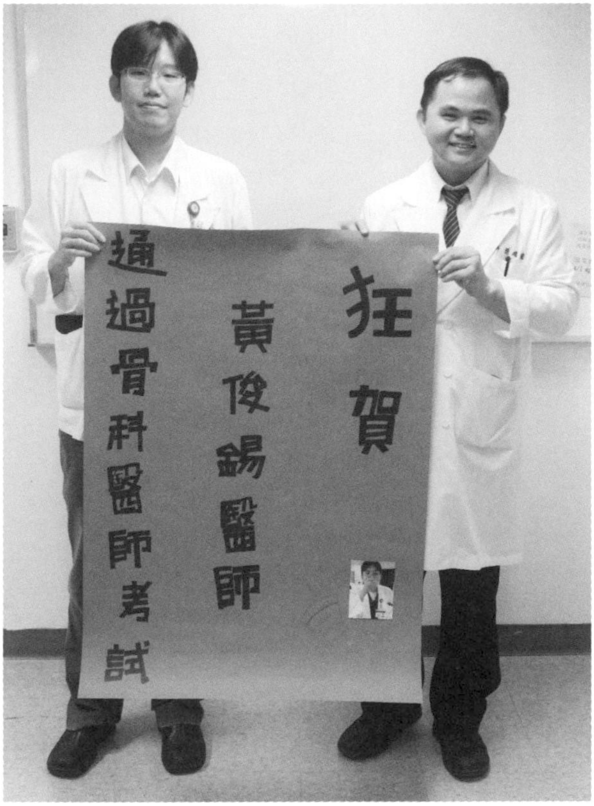

「十六年來第一人」！黃俊錫是大林慈院第一位訓練出來的骨科專科醫師，2016 年通過骨專考試時，簡瑞騰「歡天喜地若添丁」，期許他能「承先啟後擔重任」，讓「大林骨科日日興」。

但在簡瑞騰醫師的手術室，所有人可是一句話也講不得，必須得專注力十足地謹慎在每一個微小的細節中。在簡瑞騰的手術室裡，除了呼喚手術器械的聲音以及抽吸器的咻咻聲，別無其他；除此之外，簡瑞騰的手術規矩也多，助手及刷手護理師不僅不能遮擋到他的手術視野，也要流暢地配合他固定的手術動作，只要稍稍閃神沒跟上，就會接收到簡瑞騰醫師眼神射來的刀光劍影——那足以令人在身與心都血流成河的銳利。

黃俊錫不是沒有因此而緊張過，但隨著長久的相處而熟知，他明白這些規矩與嚴謹，甚至到近乎無情的謹慎，都是來自簡瑞騰醫師對病人的責任感。

漸漸的，黃俊錫從什麼也不懂的初學者一步步走向學長的角色，遇見第一次跟簡瑞騰醫師的刀而緊張不已的新人，會先把簡醫師的手術流程、規矩以及他的手術習慣仔細地說明一番，然後鼓勵對方放輕鬆，最後再給予心理建設：**「不用緊張，簡醫師是對事不對人，總之，你只要把會用到的手術器械備好，專注一點，大致上就不會有事了！」**

見對方的緊張依舊沒因此少去幾分，黃俊錫只能使出殺手鐧的幽默安慰：「反正這個手術不過才四十分鐘，即使手術過程的戲劇張力會很緊繃，忍耐一下，很快就過去了！」

健保醫師　技術與醫道即是一切

之於黃俊錫而言，即使如今已經是一名獨當一面的主治醫師，但在受訓期間，簡瑞騰留給他的醫者風範與醫道，並沒有隨著時間而斑駁，一幕幕都清晰得猶如瓷器上的彩釉。

那是他在住院醫師第二年還是第三年所發生的事情吧！雖然確切的日期記不清了，但情景細節卻始終烙印在他的腦海裡。

當時他隨著簡瑞騰醫師查房，來到一位即將進行手術患者的病床邊，病人與家屬輪流的想嘗試「說服」簡瑞騰醫師：「**簡醫師，聽說有些自費的醫材很不錯，恢復會更快、更好，我們的手術是不是可以用這些自費的項目？錢都不是問題！**」

但簡瑞騰幾乎沒有翻開病歷，因為老早在決定為病人動手術時，他就已經謹慎評估過了，這項手術即使沒有用到自費醫材，也能恢復良好，更不會帶來過多的不適，於是他正色的拒絕了病人與家屬的請求，留下一句：「**是人在做人，不是錢在做人！**」

走出病房外，簡瑞騰的腳步明顯比方才走進病房時還要沉重幾分，輕微的嘆息從他口中呼出，飄散在人來人往的病房走道間，那是一股對於新世代所帶來的偏差印象所發出的嘆息。

他進行手術時，大多使用健保醫材，一來病人負擔不至於過大，再者手術關鍵在醫師本身的技術，這並非是自費項目可以取代的。於是他不禁苦笑著對著身邊的黃俊錫說：「**如果自費項目真那麼神奇，那麼以前的醫師沒有這些自費項目，不就都不能好好的動手術了嗎？病人都醫不好了嗎？**」

外科醫師所提供的醫療，最關鍵也最重要之一，即是技術。

曾有病人在開刀前一日對於來查房的簡瑞騰拿出早已準備好的紅包，趁著其他護理師都在忙碌時，準備偷偷塞給他，這一舉動，不僅讓簡瑞騰退了好幾步，也讓他的心隨著踉蹌的步伐，被重擊了好幾回。

他明白，在大林這樣的鄉村，塞紅包對於病者而言，並非賄賂，而是一種感謝，但他依舊心灰意冷，他在大林那麼多年來，一直想讓病人知道，「醫病人」本是醫師的天職，就算沒有這抹紅，也即使這場手術的健保給付點數並不高，他都會傾盡全力與所學，只因這是病人在眾多骨科醫師中選擇掛他的診、踏進他診間，而且決定讓他擔任主治醫師時，他就必須扛起的本分。

那一次，一向對病人幽默以待的他，第一時間就嚴厲的提出了「出院申請」，硬生生在手術前一天，將已經住進醫院的病人送回家，並請護理師通知手術房與相關助手、麻醉師、護理師等，取消翌日的這台刀。

過了幾日，病人再掛進他的診，走進診間，頭低低的一聲：「**簡醫師，對不起，我知道錯了……**」

心裡的那股難以解凍的冰冷，邊緣隨著這句道歉輕化成霧，簡瑞騰直視著對方，問：

「如果我沒有收下那個紅包，難道我就不會好好的把你給治好嗎？」

「我不是這個意思……」病人急急忙忙的想解釋，但卻又因為太慚愧而無法將心裡原本就演練數次的話給說全。

此時，簡瑞騰心中的冰，才終於融成了水，「你要知道，這是對我人格與醫德的羞辱。」

病人聽懂了，慚愧的一次又一次說著抱歉，簡瑞騰最後才重新為他安排手術，也在這一次之後，經由口耳相傳，徹底的杜絕相似的情事。只不過，紅包雖然沒有機會讓簡瑞騰的白色衣袍染上豔紅的色彩，但卻為他自家的冰箱，填滿了綠意。

鄉間口耳相傳的速度好比火苗遇到乾柴，燒得又快又旺，知道簡瑞騰對芭樂情有獨鍾，甚至曾因晨起上市場買不到芭樂，午後又去了一趟黃昏市場尋覓，因此為了避免讓忙碌的簡醫師「舟車勞頓」，不少病人總會在就診時帶來一袋袋的芭樂，還搶在簡瑞騰開口前，就先解釋著說：「這是我自家種的，沒有花錢買，拿來跟你分享，還希望你不要棄嫌！」

一句「不要嫌棄」，讓拒絕在嘴邊止了步，說出口，就真的是無情了。因此每當芭樂在盛產期時，簡瑞騰自家的冰箱總得騰出大部分的空間，放著來自鄉親們的熱情——成堆、成堆的芭樂。

第二十三章

醫病之道

二〇二二年
大林慈濟醫院・骨科部病房
陳宥廷醫師、**林柏勳**醫師

隨著黃俊錫結束受訓並升任主治醫師後，加上陳英和在擔任骨科醫學會理事長期間大力改革住院醫師名額制度，大林慈濟醫院骨科部的住院醫師已經不再如黃俊錫那個年代那麼的勢單力薄了。

一屆又一屆的住院醫師陸續報到，身為學長的黃俊錫也將原本不夠完善的住院醫師受訓制度一步步規劃周全，讓學弟們在各次專科的學習上，更加能深入鑽研。

陳英和曾如此稱讚還是住院醫師的簡瑞騰，說：「**只要那台手術有他在，我就覺得很安心。**」

而如今，簡瑞騰身邊也有這樣讓他感到安心的存在，即是第四年住院醫師陳宥廷與第三年住院醫師林柏勳。他對他們的觀察，不僅是在手術室、會議室，同時也默默的關注著他們與病人之間的互動。

在匆忙的醫院裡　穩穩安住病人的心

其中，陳宥廷最細心，或許是長年在祖父母身邊成長，他能理解人們在最無助的時候，內心滿滿都是拋不出的問題，如鯁在喉，尤其急診室往往忙碌，在這裡的醫護團隊為了讓急診病人得以在最快的時間內獲得診治，腳步往往都很匆忙，也不可能時時刻刻待在某一床患者的身邊照顧。

陳宥廷觀察到，尤其需要緊急開刀的病人，其當事者與家屬大多都無可避免的會陷入衝擊之中，就好似突然被拋進湖底的龜，忘了該怎麼呼吸，也忘了自己原來是能划上岸的。來到大林慈濟醫院擔任住院醫師已經四年，也時常支援急診病例，陳宥廷在一次次的經驗與觀察中，看見了他們的不安，同理心就像個上了油的輪軸，讓行動開始運轉。

他開始走到病床邊，為其解答所有的疑惑，甚至還會透過電腦，盡可能仔細的解釋X光影所代表的意義，以淺顯易懂的方式讓他們知道傷從何而來？嚴重程度又是為何？更甚者，他也會告訴他們開刀的程序將會如何進行，甚至還上網找尋同樣型態的開刀照片向患者與家屬說明會如何進行處理。

陳宥廷的細心，讓他即使非為主治醫師，也能在第一時間建立起足夠的醫病關係。

曾有同儕問他，何以如此費心？他想了想，答案並不在金字塔的頂端——他見過劉耿彰醫師如何以絕佳的EQ在短期間內建立良好的醫病關係；也看過楊昌蓁醫師為了減少病人的疼痛不斷精進自己的技術；更在簡瑞騰醫師身邊體會到，病人的每一句話，他都能深埋腦裡的好記憶力。而這些，無非就是「醫病之道」，那是教科書上即使有寫，卻也寫不到位的。

「急診病人跟門診病人是不一樣的，門診病人大多已經有心理準備，甚至也有不少人已經上網查過類似病症。」這些年來，即使還不是主治醫師，但住院醫師與病人互動時間更多、更緊也更深，只要夠用心，他的體悟自然不會少，**「但急診不同，病況來得很突然，如果沒有好好的跟他們解釋，他們一定很害怕也很徬徨。」**

陳宥廷也相信，每個病人都有自己的故事，而這些故事往往有可能透露出一些珍貴的訊息，以協助主治醫師進行處理評估。簡瑞騰也深知如此，因此在帶住院醫師時，總像隻深夜裡精神奕奕的蚊子，不停的在他們耳邊嗡嗡的叮嚀：**「不只病史詢問、理學檢查很重要，甚至病患的年齡、性別、從事的工作型態等等，都是線索，也是在提醒著我們一些可能的關連性。」**

因此在手術前一天，陳宥廷必須將翌日要開刀的病人通通看過一輪，確認相關的檢查與影像，並且在隔天向簡瑞騰報告。

然而偶爾，簡瑞騰聽著，會挑起眉，提醒著他：「病人在診間告訴我的，更多；這代表你問得不夠周詳，這樣就可能會沒有把這台刀的重點問到。」

幾年下來，每當有新人報到，陳宥廷總會跟學弟們分享：「**如果你今天沒去看病人，卻騙簡醫師你有去看，我跟你說，你是沒辦法騙到他的！**」

病人的人生　治療中的關鍵

這些年來，陳宥廷謹遵師長的教誨，同時也在每一個病人身上得到驗證與回饋。

曾經有一位當兵時期就被診斷罹患僵直性脊椎炎的病人來求診，他身上的病就像一隻在草原上的獵豹，跑得又急又快，讓他才四十歲的年紀，就已經無法仰望天空，甚至連要平躺睡覺都是無法達成的奢望，即使擁有國立大學的優秀學歷，但僵直性脊椎炎合併的脊椎變形讓他找工作屢屢碰壁，遑論走進婚姻。

但上天沒有選擇關上他所有的窗，垂憐賜予他一位貴人，那是一個富裕人家，聘請他作為自家保全，工作單純，只要收受信件、跑跑腿即可。在擔任保全這十幾年期間，他沒有放棄過自己，只可惜也沒有醫師認為他有足夠的幸運存額足以度過手術所帶來的風險。

隨著春夏秋冬如常輪迴，他的脊椎變形也走向可預期的嚴重，然而讓他想不到的是，他的老闆竟也在此時決定移民，這將意味著他會失去工作、收入以及一份足以餬口的單純願望。

所幸，十幾年來的情份像是一道綿綿不絕的回音，他的雇主在離去前不僅支付最後一筆薪資，更給了他一筆豐厚的錢，**「我去國外之後，你要另外找工作一定會很不容易，我希望這筆錢能給你一個機會把身體處理好，或許你的人生就會不一樣。」**

良善的回音沒有就此終結，雇主甚至早早就已經開始幫他打聽可能會願意為他動手術的醫師，他遞給了他一份從報紙剪下來的紙片，上頭報導著大林慈濟醫院副院長簡瑞騰為僵直性脊椎炎患者「截彎取直」的成果。雇主甚至還謹慎求證一位中部的醫師，**「我向他打聽過這位簡醫師，他很肯定的說簡醫師是開這種脊椎矯正變形的好手。」**

於是他來了，而他的故事，一五一十的從陳宥廷那裡，再傳給簡瑞騰。

簡瑞騰很快就安排了手術，陳宥廷則依照慣例在手術前一晚前來病房關心，甚至告訴他手術過程的步驟，在難以用言語準確傳達的時候，甚至還取來紙筆以畫圖的方式讓男子得以更容易理解。

「謝謝你，其實明天的手術我是很緊張的。」男子說，他不是不相信簡瑞騰醫師，但畢竟這是一個大刀，甚至是一個接連被許多醫師拒絕的診療，他的不安就像一塊化不開的太白粉，黏黏稠稠的膠著在心口上，**「但現在聽你解釋，對於明天的手術，我安心多了。」**

這場手術不僅一如計畫中的順利，過程中也沒有額外自費項目的支出，在健保的給付之下，男子得以用自己的存款支付手術費用，而雇主給他的那筆錢，則用來聘請看護，甚至還有餘裕支撐他出院後回家休養的支出。

出院前，他再一次感謝主治醫師簡瑞騰，**「我現在終於可以平躺睡覺了，而且還可以看到完整的天空！」**

而在出院的前一晚，當陳宥廷再來看他時，他更有感而發、開懷的像個老朋友般告訴他：**「之後我會回老家休養一陣子，然後我就會回到臺北重新找工作，展開新的人生！」**

從醫之道　從病人身上學習

在大林慈濟醫院的住院醫師養成過程中，即使只是第三年住院醫師，林柏勳也同樣在對病人與病況的觀察上，達到備受師長認可的細膩與用心。

曾在一個值班的夜晚，林柏勳不僅自己沒得睡，也沒讓護理師、病人以及家屬有充裕的休息時間。不是他故意找碴，而是病人的狀況讓他深感不安。

這位病人在脊椎手術後恢復良好，再過幾天就可以出院了，一般而言，度過了最具風險的手術以及甦醒後的前一兩天，幾乎就進入了所謂的平穩期，豈知病人卻突然開始發燒，雖然透過抽血檢查並懷疑是泌尿道感染而投以抗生素，但血壓卻以不夠慷慨的方式，一點一滴的往下掉，速度慢且不易被察覺，但林柏勳觀察到了，甚至還發現病人的心跳偏快，有休克的可能。

到了凌晨兩點多，病人的血壓已經掉到了六十幾，林柏勳謹慎為其放置中央靜脈導管，這是放置在靠近心臟的大靜脈血管裡的導管，可以提供快速且大量的輸注點滴、輸血、升壓藥等，以讓患者的血壓或心跳能恢復穩定。

但即使如此，林柏勳依舊不放心，由於一般病房並不像加護病房有設置監控血壓的儀器，因此每隔十五分鐘，他就會約護理師一起去幫病人量血壓。從星光閃爍到趨於黯淡，再到霧濛晨光乃至太陽升空，每十五分鐘一回的檢查從沒錯漏一回，直到早上十點看見病人血壓回穩，林柏勳才終於將升壓藥取下。

過了幾天，病人出院了，即使隔了好幾個月，這份情依舊密密實實的像個羊毛氈，妥妥的擱在病人的心口上，幾個月後，病人因為其他病症再度入院，見來訪的醫師不是林柏勳，還特地拜託對方請林柏勳有空務必到他的病房一趟。

得到了訊息之後，林柏勳得了空過去，病患見到他，笑得像一朵綻放的杜鵑花，「謝謝你上次讓我度過難關，如果不是你，我可能會休克，甚至有生命危險。」

這一刻，林柏勳體悟到，原來身為一位醫師，即使工作量大、責任重，而在時常被迫睡眠不足、美夢中斷，但救人一命的成就，是足以驅散這些濃厚霧霾的。

「每一位病人都是我們醫師在醫學養成中的老師，他們用身體在教導我們，所以我們應該要珍惜每一位病人。」這句話，是簡瑞騰從于載九醫師那裡複製學來的，從醫這些年來，他體悟甚深，也讓他堅信，這是在培養「醫道」中最珍貴的一部分。

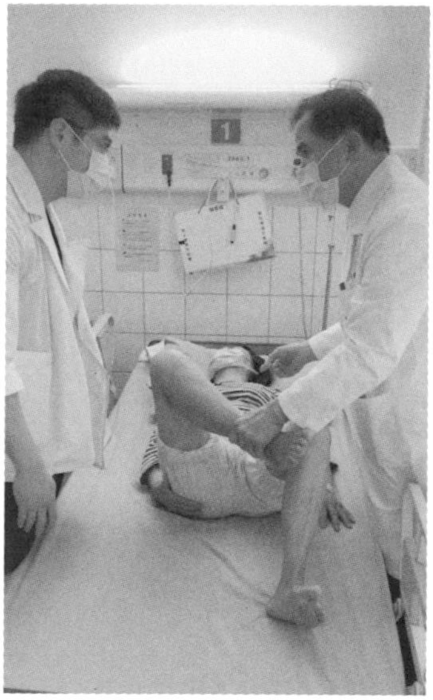

跟在簡瑞騰（圖右）身邊學習，身為第三年住院醫師的林柏勳（圖左）總是戰戰兢兢，然而即使如此，他感受到簡瑞騰在嚴格之下的真意，那是一份對待病人的真心與細膩。

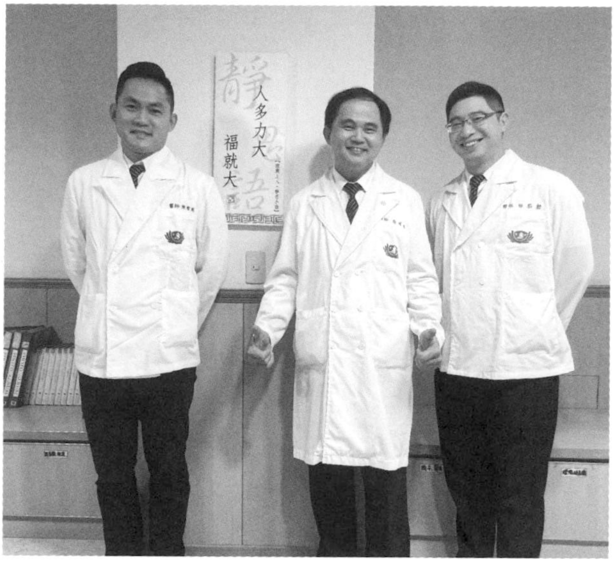

過往大林慈濟醫院住院醫師匱乏，總讓簡瑞騰（中）憂心不已，如今有了積極且具有熱忱的兩位住院醫師——陳宥廷（圖左）與林柏勳（圖右），即使再困難的手術，有他們在，他就感到安心。

圖／大林慈濟醫院提供

而他的學生感受到了嗎？

簡瑞騰對此幾乎是毫無疑問的，因為他曾走過的路，他的學生們目前正在經歷當中。自己從醫至今，即使有過挑戰、困境以及揮之不去的疲憊，但他依舊未曾後悔踏上醫學這條路，他相信，自己的學生必然也會是如此吧！

第二十四章

不再醫、病兩茫茫

二〇二二年
大林／斗六慈濟醫院・診間
簡瑞騰醫師

手機傳來恩師陳英和醫師的訊息，簡瑞騰顧不得忙碌，馬上就點開讀取了，而且還將屁股挪移開座椅，站起身來恭讀，這是他一向的習慣，只要是老師打來的電話、傳來的訊息，即使身處兩地，他依舊會起身並挺直脊椎仔細聆聽、細細讀取。

那是一則回覆。他看見一則廣東深圳「折疊人」的報導，內容是長期僵直性脊椎炎導致極嚴重脊椎、髖關節變形的病人，以「經椎弓切骨矯正術」成功治療。他傳給了老師，並誠摯的傾訴，老師是自己永遠的典範與榜樣。而恩師此刻回傳的訊息，卻隻字不提自己的成就，反而將禮讚全返還給了他，內容雖然只有短短幾句話，卻讓簡瑞騰忙碌一天的肩頸以及疲憊不堪的心靈，全然鬆開來。

最難掛的診　晨光中的現場號

他目前除了在大林慈濟醫院有一次門診，斗六慈濟醫院一週有兩個診次，並且每隔兩週的週六還得到嘉義慈濟診所看診。斗六早上通常要開會或手術，門診安排在午後，往往也得晚間八、九點才能結束，而大林上午診的病人多且複雜度高，看到夜間十、十一點皆是常態，而嘉義慈濟診所雖是上午診，仍得看到午後四點方能告一段落。

前來求診的病人，個個症狀不同，有些是關節問題，有些是肩頸問題，還有些人是定期回診為膝蓋補打一針能持續三個月強而有力且得以健行的針劑，這些病人在他診間停留的時間不算長；另一部分還有些病人得消耗掉他最多的體力與精神，那便是脊椎退化性疾病與側彎、駝背變形的病人；最後，則還有一部分的病人，不僅得費去他多數的時間與心力，而且往往不是在診間看診、手術開刀後就足以宣告珍重再見，反之，在他們的症狀獲得看似全然的改善，之後卻依舊還是得定期回診、追蹤，是他得照顧一輩子的患者，那都是罹患「**交感型頸椎病**」的病人。

一如眼前的沛琳。

相較其他類似病症的病人總苦著一張臉走進來，沛琳天生開朗的個性卻讓她即使強忍著難受，也急著想分享自己一路乘著晚風從新北市南下，結果看見天光微亮、濛濛霧氣中那一頂頂的帳棚，嚇得她以為自己要白跑一趟了，「**我還以為那些都是為提前來排隊等**

著領現場號的病人搭的！」

「幸好，那些帳棚只是大賣場的展示棚而已……」話鋒一轉，她將語氣中的驚嚇轉為調侃，「簡醫師你的診很難掛，沒有在三個月前就提前掛號是掛不進來的，所以我們只好半夜就出發，就為了搶搶看能不能掛到現場號！」

沛琳的這番話，簡瑞騰時常會從不同病人的口中聽過一次又一次。現實如此，他總無可反駁，他也知道，有些不肖業者甚至還充當起「掛號黃牛」，替那些掛不到號的病人早早來排隊領取為數不多的現場號，再向對方收取酬庸；他無法制止那些人，但他能做的，就是斷然捨去醫院文化中一項不成文的「傳統」——VIP號碼，只因他不願讓這些關係、人情，套住了急症病人那為數不多的希望，這些有限的現場號名額是他特意留給這些病人的柔情，就像眼前的沛琳。

求診各院　終在大林迎來人生春天

收起調侃，沛琳笑瞇瞇的說，自己能掛到現場號已經是最大的福氣了，緊接下來，她會做個全然配合的病人，將自己一身的病痛，全然交付予他。

她說自己已經苦受頭暈、頭痛多時，「暈起來，根本沒法站，那可以說是三百六十度的旋轉！」

有醫生說，她這是耳石脫落，但復位後依舊不見改善，因此最終判定是梅尼爾氏症；還有醫生說她這是胃食道逆流，但那些吞下去的藥，就像一顆顆安慰劑，沒讓她的暈眩少去些許半分；還有人說，她這是身心問題導致，但身心科的藥物不僅沒讓她舒暢些，反而頭暈得更加頻繁。

於是她開始病急亂求醫，細數著自己不僅去過耳鼻喉科、腸胃科、身心科，甚至連心臟、甲狀腺檢查都做過了。

「有個之前開頭暈藥物給我的醫師知道我四處求醫，還氣我不相信他，當場就把我從診間趕出去……」進簡瑞騰的診間已經足足有十分鐘的她，這才將笑容從嘴角邊吞下去，眼淚則從眼角被一顆顆逼了出來，止也止不住，「後來我還求他再給我一次機會，拜託一定要開藥給我，不然頭暈起來時，我真不知道該怎麼活……」

簡瑞騰身旁的護理師為沛琳遞上紙巾，在醫院裡有太多的悲傷，但是在簡瑞騰的診間裡，像沛琳這樣求助無門，甚至被認為有身心疾病的病人並不在少數，其中有些人確實是因為身心的問題，但卻也有些人，則是簡瑞騰致力一生投入的交感型頸椎病症患者，他必須透過諸多的檢查與病史詢問之後，方能從微妙的不同之處辨別分明。

簡瑞騰耐心的聽，診間護理師也熟練的一邊遞給沛琳一張檢查表，在她一一填寫之後再請她去照X光。等沛琳再被喚入診間時，簡瑞騰已經從她所自填的檢查表格以及X光片中，找到了讓她長年頭暈的病症主因。

「你這是頸椎壓迫所導致的眩暈。」

簡瑞騰說的時候，沛琳沒有半點釋然，語氣中反而帶著令人能輕易察覺的失望，「我之前有去一位知名教授那裡做一連串的檢查，他說我的頸椎從第三節到第七節全都有被壓迫到，是頸性眩暈，說只要吃藥就會好。」

沛琳貼心的給那位教授一份體面，但言下之意卻像口味濃厚的冰淇淋，意味明顯——服用藥物之後，她的病症依舊沒有獲得該有的改善。

聽見簡瑞騰給出了一樣的診斷，沛琳第一時間是失望的，但她很快就將竄出綠芽的失望連根拔起，「但我看了您在二〇一九年出版的《刎頸之交—簡瑞騰醫師與他的頸椎退化病友們》，也曾經聽過您到臺北的現場演講，我知道你有辦法可以解決我的問題。」

她眼底閃爍的希望，不正也是驗證著陳英和醫師在訊息中給他的肯定嗎？簡瑞騰堅定的告訴她：「確實沒錯，是頸性眩暈，雖然沒那麼單純，不過壓迫的頸椎也沒那麼多啦！只有四、五、六節。」

這些年來，他已經不再是當年一頭栽入但卻因為經驗不足、沒有辦法提出充足醫理而被醫界質疑的醫師了，他不僅深入瞭解交感型頸椎病症，也知道該如何解除這類病人的苦痛，也透過博士畢業論文證實了所有。

「**既然你看過書、也聽過我的演講，那接下來你知道我會怎麼做了吧？**」他用食指在自己的頸部劃上一橫無形的斜線，半開玩笑的說：「**歡迎加入『刎頸之交』俱樂部！**」過往這一舉動象徵著取人性命，但之於簡瑞騰而言，卻是重新賦予患者生命力的一抹彩霞。

人生Reset 不再醫、病兩茫茫

沛琳很快就被安排了手術，並且在手術後第四天順利出院，至今已經過去了三個季節，每一次的例行回診就像來見老朋友，以寒暄的方式告訴簡瑞騰，自己眩暈的症狀一次也沒再發生過了，「**你放心！**」

一句「你放心」，是病人給簡瑞騰最大的回饋，但他也知道，沛琳何其有幸，只受此病之苦短短一年。在他的診間裡，多的是熬過十幾二十年的病人，其中許多人幾乎真要被此病症折磨出精神方面的疾病。

就像那位工程師。

他說自己已經被此病纏上了整整二十八年之久，久到讓他覺得人生其實並不短，每一秒都是漫長的永恆，尤其是在發病的時候。

「那就像掉入黑色漩渦，我就這樣被拉進去，根本爬不出來……」胸悶、心悸、後腦的悶痛以及忽冷忽熱都還能忍受，最苦痛的是眩暈，**「你知道嗎？我的眩暈發作起來不是一個小時、兩個小時，而是一整天，甚至是一整週！整整二十八年！」**

眩暈來襲，像是坐上了遊樂園中因為故障而永遠都停不下來的旋轉咖啡杯，他不是沒有積極就醫過，一年光是因為嚴重眩暈而掛號看診，次數就高達五十多次！說著，他更拿出一張早已寫妥的紙條，密密麻麻的都是這些年來所做過的檢查，其檢查項目從頭到腳，各項器官無一不漏。

「後來有一位醫師給了我一個病名，說是『基底動脈循環不全』。」闡述著自己的病能得到準確的名稱，工程師的臉上沒有露出些許的安慰，反之像是個失去靈魂的木偶，臉上雕刻著生無可戀的線條。

簡瑞騰懂，替他說出了心裡的話，**「那只是『病相』，而非『病母』。」**

經過縝密的檢查之後，簡瑞騰確定工程師罹患的確實就是與沛琳以及《刎頸之交》這本書裡頭的每一位主角所罹患的相同病症——交感型頸椎病。

「你的『病母』是由頸椎引起的。」簡瑞騰說著，發現工程師的一雙眼依舊如同一潭死水，沒有波紋，沒有生命，那般絕望讓苔蘚都難以在此存活，於是，他說出自己心中的診療計畫，不是開藥，也不是更多的檢查，**「這個病，我們可以透過手術治療。」**

這句話成功的喚醒蜷縮在工程師內心深處二十八年的靈魂，魂魄的光芒刺痛著他原本並不發達的淚腺，他任眼淚直流，只能透過將頭低下，維持身為五十七歲男性的一絲尊嚴。

「終於，我有救了……」

手術後醒來，工程師興奮的告訴簡瑞騰，自己眼清目明；翌日，他更開懷的告訴來巡房的簡瑞騰：**「我今天竟然一整天都沒眩暈！」**

術後第五天，他笑容滿懷的踏著穩健的步伐走出病房，而護理師們則在他連待五天的病房牆上的心情留言板看見他留下一句：**「我出運了，人生已經Reset！」**

如他所願——我要從黑色恐怖眩暈漩渦脫離——工程師帶著重生的靈魂出院了。而簡瑞騰的腳步則一如往常的走往診間而去，他知道今日肯定又是一個無法早歸的日子，不僅無法看見落在田野上的美麗夕陽與彩霞，還只能在早早就歇息的鄉間中，伴著晚風孤單行走，一如他在診治交感型頸椎病症，目前國內仍少有醫師願意投入這類診療，因為費時、費力，既吃力又不討好。

他需要一點鼓勵。於是他拿起手機，再一次心懷虔誠的看著恩師給他那句近乎禮讚的肯定：**「感恩。但有更多『心理上的折疊人』因您的治療得到再生，您的功德更大！」**

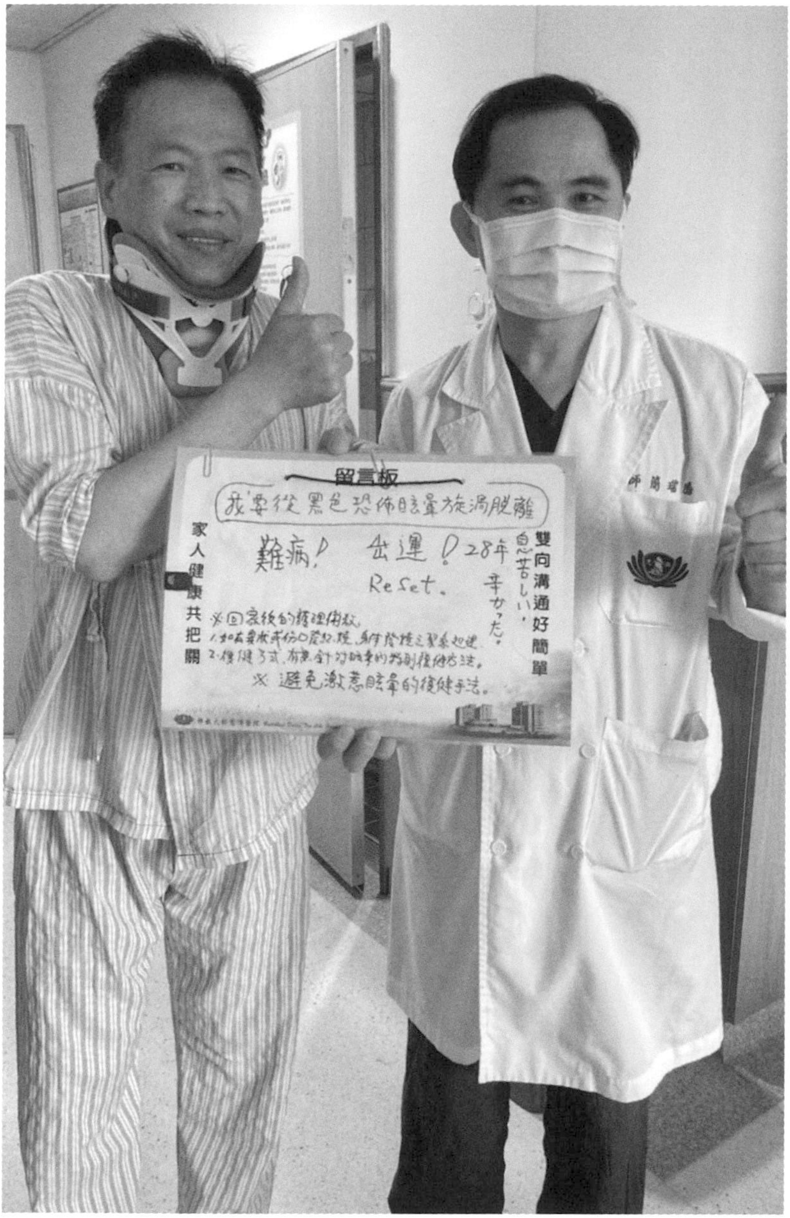

罹患暈眩症 28 年的工程師與簡瑞騰合影，他在留言板寫下：「我要從黑色恐怖眩暈旋渦脫離」，頸椎手術成功，他也如願完治難病、出運、人生 reset。圖／簡瑞騰提供

人的生命本是無常，他不知道自己這忙碌的醫師生涯可以持續到什麼時候，但他很肯定的是，只要還能行醫、執刀的一天，他定不會讓上門求助的患者「醫、病兩茫茫」。

結語

決定後，就是我的事了

二〇二二年
斗六慈濟醫院・診間
簡瑞騰醫師

愛子與先生坐在診間已經整整兩個小時了，簡瑞騰與門診護理師給了他們充裕的時間與空間，讓他們坐在診療椅上收納自己的情緒，並做出決定。

簡瑞騰的門診往往開有三個診間，每個診間之間有互通的門，方便他疾步往返，這一個方法不僅可以讓候診區滿滿的民眾得以早些進到診間做準備，也能讓診間護理師事先取得一些基本訊息，好讓簡瑞騰來看診時得以縮短一些詢問細節的時間。

是他不讓愛子走的。

愛子來的時候只能躺著，因為她的眼已經看不清楚了。但即使相隔一面牆，簡瑞騰仍然能從隔壁那無助、徬徨、害怕以及擔心等種種情緒所織成的網，緊緊的綑綁住自己的情緒。

愛子的病，他熟悉得不得了，但她的苦，他即使能想像，也替她覺得心碎。

三十年了，嚴重的眩暈已是常態，發作的時候，遑論走路，眼前甚至像被清晨的濃霧遮住般，模糊得令人步步都深感恐懼；這麼多年來，她家的窗簾始終只能安裝遮光窗簾，夕陽下山，又只能開上小夜燈，只因光線與噪音會加深她原本就已經難受欲絕的病症。然而疾病不甘讓折磨止步，反而變本加厲，兩年前，她屢屢被自己的腳步絆倒，就連在飲食間，也經常嗆咳得令她難以呼吸。

愛子不像簡瑞騰曾遇過的那些交感型頸椎病症的患者那般四處求醫，只因她有極為嚴重的藥物過敏，就連急救用的藥物都可能讓她休克，因此多年來，她只能針對過敏下手治療，並尋求自費的自然骨科療法協助。

她被疾病牢牢綑綁，終於在最嚴重的那一刻，從那位自然骨科蔡凱宙醫師口中得到鬆脫的機會。一生鑽研骨科的他，從來沒有錯過任何一則骨科相關的醫學訊息，他告訴她：

「**在大林慈濟醫院有一位簡瑞騰醫師，我跟他是以前在美國研習時的同學，聽他說過類似的病人以及治療方式，或許他可以幫你。**」

於是，愛子來了，簡瑞騰在檢查之後，宣告她罹患的確實是交感型頸椎病症，他先是一如既往的以星狀神經節阻斷術治療，依他的經驗，若是能獲得舒緩，那麼手術成功的機率就能達到令人滿意的結果。

但愛子與沛琳、工程師不同，她非但沒有留下來，甚至從此從他的診間消失，每一回的診，簡瑞騰總盼不到她的名字再度出現，只能透過社群軟體的留言，將相關訊息傳遞予她。

無預警的消失　只怕毀損醫師名譽

愛子不是刻意消失的，只因要執行星狀神經節阻斷術時，聽聞她連麻藥都會過敏，麻醉科貼心提醒她，或許可以先尋求過敏科的協助，瞭解自己對哪些藥物過敏，否則風險實在太高了。

於是她輾轉找到了國內過敏科界的翹楚，歷經層層檢查，醫師謹慎的告訴她：「**你的過敏症狀是我的病人中數一數二的嚴重，可以說是不可能開刀的，誰敢幫你開刀，就是替自己惹麻煩。**」

但這位醫師並沒有全然的放棄她，彼時她蕁麻疹嚴重發作，因此決心先盡全力將她的蕁麻疹控制下來。

就這樣，持續了一年半後，簡瑞騰終於盼到她了，但看見她的第一秒，他就被眼前的人給震懾住了——短短一年半的時間，她神情變得更為憔悴，身形看起來也更不健康，彷彿在她周圍的氧氣全都帶有毒氣，緩緩的在奪取她的生命力。

「妳怎麼了？」簡瑞騰問題很簡單，但如此簡單的背後，是因為他難以想像。

「**我好痛苦……**」愛子難受的告訴簡瑞騰，自己一年半前主訴的病症非但沒有趨緩的跡象，反而愈加惡劣，雖然蕁麻疹症狀緩解了下來，但如今走路需要仰賴手杖，到了晚上，頭頸、鼻樑，甚至是眼窩都會疼痛不已，既容易盜汗，也很頻尿，一晚就要起來三、四次。

指著自己的一雙眼，她苦苦著說：「**如今我的眼前幾乎一片模糊，甚至連過年間聞到煙味都差點休克，醫生還讓我備著強心針在家裡……**」

白天不能安身，夜裡不得安眠，哪怕是一陣煙都足以奪去她的呼吸，她邊說邊舉起一雙顫抖的手，喉間像是哽著一口濃痰，悶悶的說：「**現在不僅走路走不好，手也不靈活了，拿筷子都會掉……**」

手術，是這一次簡瑞騰給她的唯一選項，別無其他。但一如一年半前，遲疑依舊橫亙在他們之間，但這一回，遲疑的是愛子的先生，「**難道不能做上次說的星狀神經節阻斷術就好嗎？**」

這一次，簡瑞騰才終於問出了原因——愛子是嚴重過敏體質，對於許多藥物與食物都會過敏，遞給簡瑞騰的隨身過敏記錄卡上，就像要過冬前的螞蟻，密密麻麻，一列往下看，綿綿不絕。

「第一次來我就想動手術，可是我很多藥不能用，如果在手術過程中怎麼了，也是我的命，但我不願因此賠上你的名聲……」愛子從不輕易掉淚，她將淚含在眼眶裡，剔透晶瑩的傳達一年半前消失的主因，因為只要動手術，不僅可能賠上一條命，還可能賠上一位良醫生的名譽。

夫妻倆人抉擇不同，但簡瑞騰心中的決定卻是堅定難摧。

「你們先在這裡好好思考一下，我去看別的病人。」簡瑞騰不願讓他們走，因為他怕，怕她這一走，又將走上一條瘴氣橫行的道路，怕她這一走，他再也無法替她做些什麼。

這將會成為他心中的遺憾。

良醫 人道、醫道與佛道

簡瑞騰踏著鎮定的步伐轉身走去隔壁診間為其他病人問診，心裡卻是百轉千迴，回憶一幕幕的竄進他的腦海裡——

他想起自己自小就在他的診間長大的兩個女兒，在寫完功課後，她們會替「小明」梳妝打扮；也會跟著他進手術房，見了血也毫無畏懼；甚至在「家家酒」扮演角色選擇裡，屢屢都是醫病關係。

如今他以「心在臺灣嘉義」取名的大女兒怡嘉，早成為了大醫院裡獨當一面的護理師，而名字來自「一心一意回大林」的小女兒意林也已經是個醫學系六年級的學生了。

身為慈濟大學醫學系六年級的學生，小女兒在即將進入醫院臨床實習前，會先與同班同學一同到慈濟靜思精舍，在慈濟基金會創辦人證嚴法師以及親友家屬、師長的見證下宣讀醫師宣言，完成授袍儀式。

簡瑞騰也去了，以身為家長的

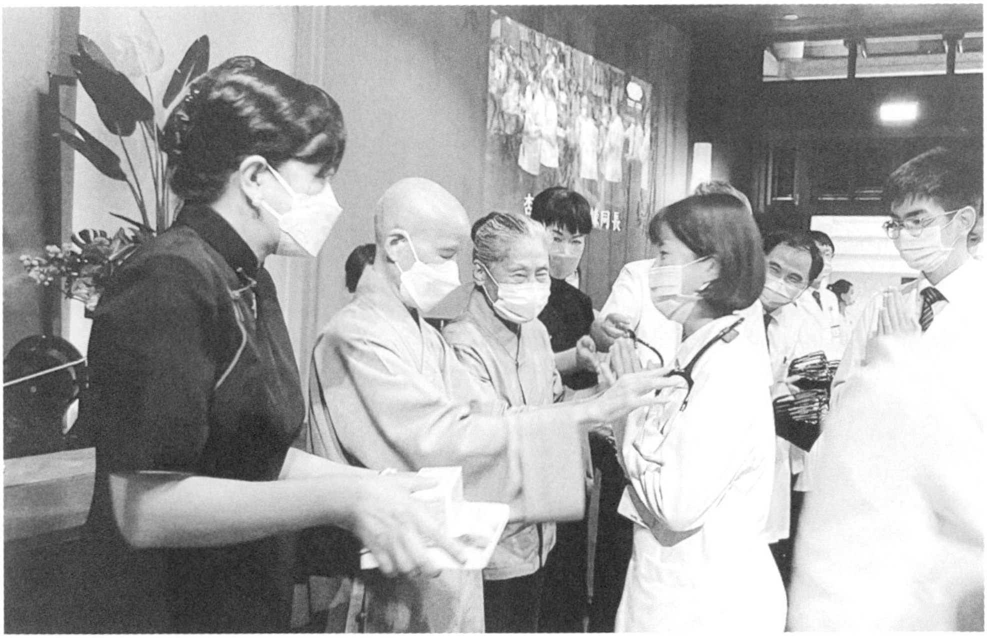

慈濟大學醫學系四升五年級進入臨床實習前，證嚴法師（左二）親自授袍給每位醫學生，圖為簡意林授袍照，後方簡瑞騰醫師以家長身份參與授袍典禮。圖／簡瑞騰提供

身分前往，看著女兒稚嫩的臉龐，他的期待滿懷柔情，他告訴身旁的人：「我期待十年、二十年、甚至是三十年後，她可以比我更加勇猛、更加精進，成為一位兼備人道、醫道、與佛道的良醫。」

面對父親的期待，簡意林毫無畏懼，從小跟著忙碌的父親將醫院當成了家，父親寬厚背影始終都是她想攀爬的那座山，面對旁人的詢問，她以堅定且流暢的臺語回答：「不管我以後在哪裡，我都會把慈濟跟爸爸醫人、醫病又醫心的這念心傳承下去——看見病人的受苦，也聽見病人的心聲。」

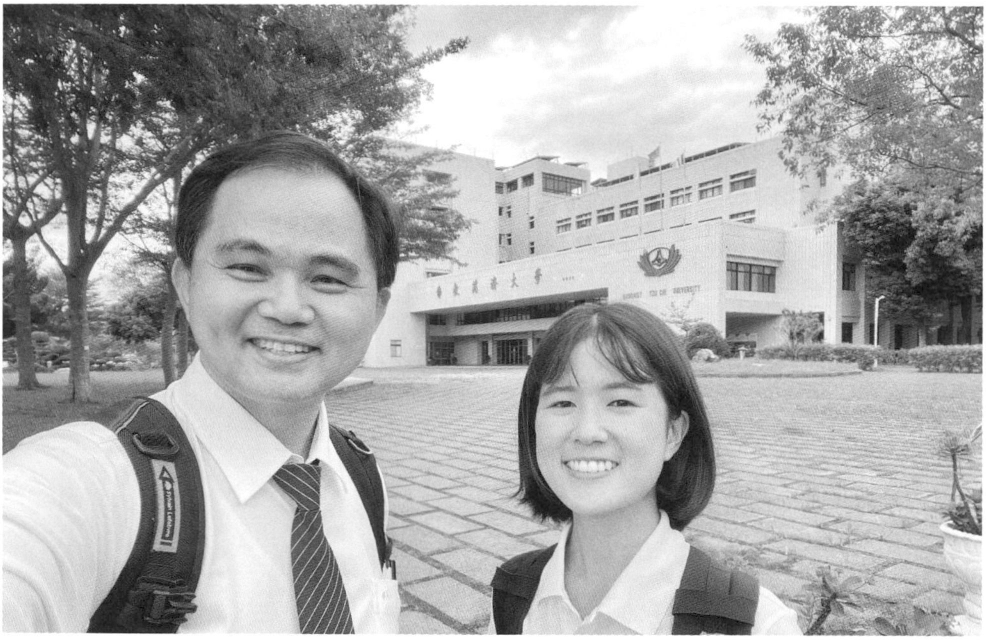

從小就跟著父親在診間、病房及義診現場奔走的簡意林（圖右），如今已經是慈濟大學醫學系六年級學生，看著父親始終忙碌的身影，她也期待自己在當上醫師之後，能將父親醫人、醫病又醫心的心念傳承下去。圖／簡瑞騰提供

每每想起女兒的那番話，簡瑞騰這也才知道，原來當他期望著能傳承恩師們的醫道時，背負壓力的不只是他自己而已，他的老師們更是得挺直脊椎，步步踏實、穩穩的走在他們的前方，不得有一絲一毫的偏差。

醫理難尋，明師難遇，簡瑞騰始終感謝自己能獲得如此可貴的幸運；甚至他的老師們不只訓練他們、教導他們，並讓他們自在的選擇飛行的航道，即使如今他們已經得以獨當一面，但老師們依舊不放棄任何「給予」的可能，不願他們只是站在巨人的肩膀上前行，而是能為了能更進一步增強自己的力量跨越難以攀爬的骨科醫療大山，因此，發動串連各地慈濟醫院骨科醫師們召開交流會議，透過彼此無私的交流，讓各自的經驗、技術與強大的內心幻化成一顆顆的寶石，以精緻的工藝鑲在每一個人身上，進以快速提昇自我功力，嘉惠更多病患。

醫道傳承　俠「骨」柔情

面對愛子的狀況，簡瑞騰難道就不怕了嗎？他自然是怕的，一如陳英和醫師在面對曉東以及團治這樣的難症，心裡也曾有過糾結，糾結著自己能否有這樣的實力完成所願，如果沒有妥善的規劃以及一份呵護病人的心，僅有貿然想邀功成名的念頭，那就是偏差的醫道了。

距離簡瑞騰轉身走離愛子身邊已經兩個多小時過去了，正當他在結束一名病人的診療後，聽到愛子在隔壁診間傳來哭泣的聲音——只因長年跟在簡瑞騰身邊的診間護理師走過去勸慰著愛子的先生，**「開刀確實有風險，但先生您也要體諒您太太這三十多年來的辛苦。」**

愛子聞言放聲大哭，她知道先生跟兒子捨不得她，也曾告訴她，與其死，不如賴活著。

這一聲哭，像一道下課鐘，簡瑞騰知道自己是時候回過頭去看看愛子了。

在走過診間與診間中間的通道，這幾步的距離，他的腦袋早已運轉如光——愛子的手術方法與一般交感型頸椎病症患者無異，他要顧慮的，是那一列長得像隧道般的過敏清單，別人可以使用的麻醉藥她不能用，能夠使用的麻醉藥效果又有限，那麼如果透過特別的器械與方法呢？或許可行！至於消毒的部分，若不使用會讓她過敏的優碘，其實也有一種不具刺激性的粉紅色消毒藥水可以用。

這台刀，不是不能開，而是必須讓手術室裡原本就該有的謹慎膠著在每一個空氣粒子中，而且必須動用的人力絕對超乎想像。然而即使如此還是很難，就像難以窺探的宇宙那般的艱鉅。

望著愛子先生無助的背影以及那個幾乎不成人形的女人，他自問：**「但即便如此，這台手術可以做嗎？」**答案是肯定的；他又問自己：**「我是為了自己的名聲與名氣而決定為她動刀的嗎？」**答案也是肯定的，絕對不是！

他笑著自己，又決定要攬下一個大麻煩了。但慈濟醫道，代代相傳的，或許就是這份俠「骨」柔情了吧！

他走到愛子面前，她還在哭泣，原本就已經模糊不清的眼睛，如今更被淚水糊了思考，她是要聽家人的話？還是再給自己一個重生的機會？而此時，簡瑞騰只告訴她短短幾句話，就讓愛子動盪不安的心逐漸趨於平穩。

不多久，她在一個下午時分被推進了一間幾乎被醫護團隊擠得水洩不通的手術室，進去前，信仰基督耶穌的愛子還特別叮嚀先生與兒子：**「如果我沒機會活著出來，我依然會感謝主，你們也要用祝福的心讓我走，絕對不能抱怨簡院長以及醫護團隊。」**

得到肯定的回應之後，她這才安心的被推入手術室。

四個鐘頭後，當她睜開眼時，眼前那層多年來矇著她雙眼的霧氣已經幾乎散去；兩天後，她甚至揮別了手杖，在病房裡開懷的跳起久違的芭蕾舞！不到一個月的時間，她甚至還去爬了草嶺古道並上傳社群平臺，急得簡瑞騰看到之後，趕緊傳訊息給她：**「恁金好膽！」**

而她則回了訊息給簡瑞騰，請他安心：**「您放心，我這條命是您拚了性命救回來的，我會好好保重，步步小心，好好的活著。」**

術後半年，她甚至安排了十天的假期，決定和家人自駕環島！一邊整理行李，她不時就會想起簡瑞騰在診間告訴他們的那番話。那幾句簡短的話語並沒有一絲的苦口婆心，簡瑞騰只是將自己從小跟著父母忙農活、清理雞棚的厚實大手輕輕的放在愛子的肩頭上，再將自己心裡那股思量周全的肯定重量透過手心全給了她，溫柔的說：「你如果決定要開刀，那之後，就是我的事了。」

悅讀健康系列 HD3189

醫道：俠骨柔情——慈濟骨科的愛與傳承

主　　述／陳英和、于載九、簡瑞騰等
撰　　文／凃心怡
選　　書／林小鈴
主　　編／陳玉春

協力主編／曾慶方、楊金燕
企畫統籌&校對／佛教慈濟醫療財團法人人文傳播室

行銷經理／王維君
業務經理／羅越華
總 編 輯／林小鈴
發 行 人／何飛鵬

出　　版／原水文化
台北市民生東路二段141號8樓
電話：02-2500-7008
傳真：02-2502-7676
發　　行／英屬蓋曼群島商家庭傳媒股份有限公司城邦分公司
台北市中山區民生東路二段141號11樓
書虫客服服務專線：02-25007718；02-25007719
24小時傳真專線：02-25001990；02-25001991
服務時間：週一至週五上午09:30-12:00；下午13:30-17:00
讀者服務信箱E-mail：service@readingclub.com.tw
劃撥帳號／19863813；戶名：書虫股份有限公司
香港發行／城邦（香港）出版集團有限公司
香港灣仔駱克道193號東超商業中心1樓
電話：852-2508-6231　傳真：852-2578-9337
電郵：hkcite@biznetvigator.com
馬新發行／城邦（馬新）出版集團 Cite (M) Sdn Bhd
41, Jalan Radin Anum, Bandar Baru Sri Petaling,
57000 Kuala Lumpur, Malaysia.
電話：(603)90563833　傳真：(603)90576622
電郵：services@cite.my

城邦讀書花園 www.cite.com.tw

封面設計／李玉如、張曉珍
美術設計／張曉珍
製版印刷／科億資訊科技有限公司
初　　版／2023年8月15日
定　　價／480元
ISBN：978-626-7268-45-2（平裝）
ISBN：978-626-7268-48-3（EPUB）

國家圖書館出版品預行編目資料

醫道：俠骨柔情——慈濟骨科的愛與傳承／陳英和, 于載九, 簡瑞騰等主述；凃心怡撰文. -- 初版. -- 臺北市：原水文化出版：英屬蓋曼群島商家庭傳媒股份有限公司城邦分公司發行, 2023.08
面；　公分. --（悅讀健康系列；HD3189）
ISBN 978-626-7268-45-2（平裝）

1.CST: 骨科 2.CST: 文集

416.6　　112011334